U0290127

陈沛然 著 / 余伯宜 绘

别总跟自个儿较劲

常见心理问题的自我调适

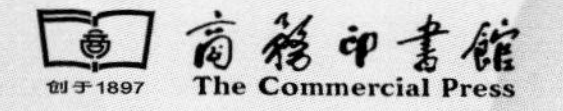

图书在版编目（CIP）数据

别总跟自个儿较劲：常见心理问题的自我调适 / 陈沛然著；余伯宜绘 . —北京：商务印书馆，2021
ISBN 978-7-100-18852-4

Ⅰ. ①别… Ⅱ. ①陈… ②余… Ⅲ. ①心理健康—健康教育—普及读物 Ⅳ. ① R395.6-49

中国版本图书馆 CIP 数据核字（2020）第 140111 号

别总跟自个儿较劲

——常见心理问题的自我调适

陈沛然 著

余伯宜 绘

商 务 印 书 馆 出 版

（北京王府井大街 36 号 邮政编码 100710）

商 务 印 书 馆 发 行

北京中科印刷有限公司印刷

ISBN 978 - 7 - 100 - 18852 - 4

2021 年 3 月第 1 版　　开本 889 × 1240 1/32

2021 年 3 月北京第 1 次印刷　　印张 3 3/4

定价：29.00 元

PREFACE 序

处在经济社会快速发展和转型期的人们，正面临着生活节奏越来越快、竞争压力越来越大的挑战，由此带来的个体和群体心理行为问题以及延伸出的社会问题也日益凸显。如何通过科学普及，补齐人们心理问题“病耻感”的短板，切实提高人们心理健康的“获得感”，已经势在必行、迫在眉睫，这也是不断提高全民科学素质和实现全民科学素质均衡发展的内在要求。

根据原国家卫生计生委、中国科协等22部门联合印发《关于加强心理健康服务的指导意见》中的目标与要求，“到2020年，全民心理健康意识明显提高；到2030年，全民心理健康素养普遍提高”，以及南京市政府下发《南京市精神卫生工作规划（2018～2020年）》中的目标与要求，“到2020年，城市、农村普通人群心理健康知识知晓率分别达到70%和50%”，在南京市江宁区科学技术协会的关心和指导下，南京市江宁区心理学会组织相关专家精心创作了《别总跟自个儿较劲——常见心理问题的自我调适》一书。全书借助饱含温度的文字和充满启迪的漫画，深入浅出地介绍了12种共性心理问题以及四类重点人群的12种个性心理问题的概念、产生原因、表现形式、自评和自适方法等，兼具了较好的科普性、趣味性和互动性。

这是在新时代文明实践中，深入贯彻落实习近平总书记“要做好心理健康知识和心理疾病科普工作”的重要指示精神的又一创新实干。希望通过全社会的共同关注和齐心协力，在更多人心中播撒下阳光的种子，用今天的点滴成长，凝聚起明天“加强社会心理服务体系建设，培育自尊自信、理性平和、积极向上的社会心态”的磅礴力量。

是为序。

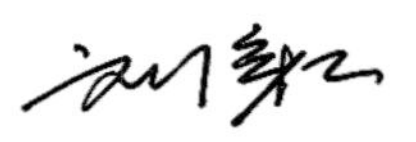

澳门城市大学特聘教授、博士生导师

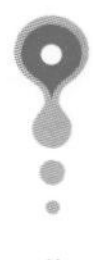

目 录

CONTENTS

下篇 / 12种个性心理问题

上　篇

12 种共性心理问题

01

失眠

——撕掉“我就是睡不着”的标签

“世界上最大的幸福，就是能让我好好睡一觉。”你能够理解这样的想法吗？有的人夜晚辗转难眠，或睁着双眼直到晨光洒进窗内；也有的人尝试了许多“三分钟助你快速入眠”的小技巧，包括听音乐、做运动、喝牛奶、洗热水澡以及传统的数羊等，但还是“睡不着”，原本美好的夜晚已成为一种恐惧。他们可能真的失眠了。

失眠，是睡眠障碍中比较常见的症状。长期失眠，一方面会让患者的身体健康受损，同时还会使患者的工作和生活都受到负面影响。导致失眠的因素很多，比如环境噪

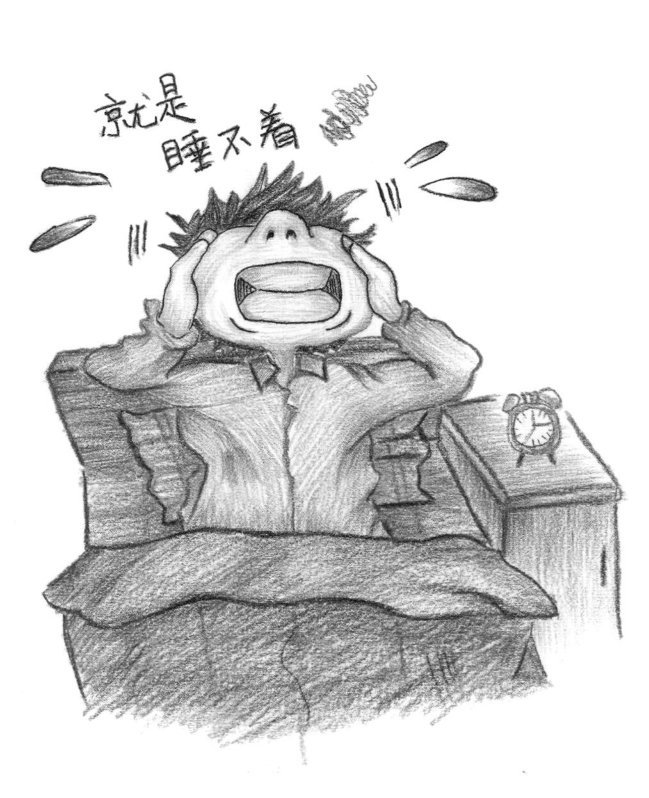

失眠

声、头痛、精神过于紧张或兴奋、睡前服用使人兴奋的饮料或药物等。那么，究竟达到什么程度算是失眠呢？有心理学观点认为，失眠是没有客观标准的，因为每个人对睡眠量的需求不同，所以，失眠具有很强的主观色彩。但一般而言，“如果感觉因睡眠不足而影响到了自己日常的生活”，那就是失眠。关于睡眠的研究表明，很多人实际上睡了7小时，但是当你问他睡了几小时，他可能会低估自己的睡眠时间而回答只睡了5小时，这是因为主观感觉会“欺骗”失眠的人，从而导致其睡眠时间在主观上被缩短而不自知。

那么，失眠到底是什么呢？其实，失眠的主要特征不是说一个人“睡的时间少”，而是说一个人的“睡眠质量差”，或者说是“睡眠体验差”。当睡眠从一件轻松的事情变成一个焦虑源，甚至是对它怀有恐惧时（例如，“我害怕今晚又要失眠”），这种对于睡眠的负性体验，会使得失眠者每天晚上“挣扎”不已，筋疲力尽且深恶痛绝。因此，失眠的主要危害是造成一个人整晚无法放松、无法休息，严重的甚至可能导致焦虑、抑郁、记忆力衰退等。

需要明确的是：失眠仅是一种症状表现，造成失眠的原因是多样且因人而异的。因此，要应对失眠，必须找准造成失眠的原因，将其从根源上解除，才是应对失眠的长久之计。除此之外，我们既要“在战略上藐视失眠”，别把失眠当成负担，又要“在战术上重视失眠”，要把睡眠当成一回事儿。所以，要记得这一点：良性的作息规律对于睡眠尤为重要。当你能够规律作息后，你的身体机能就会慢慢适应这种作息规律，进而保持在一个健康的状态。如果你现在已经失眠，那么就改变一下睡眠环境，重新培养睡眠习惯，不要心急，顺其自然，为所当为，就可以轻松撕掉“我就是睡不着”的失眠标签了。

扫描体验心理自评

（仅供参考，不作为临床依据）

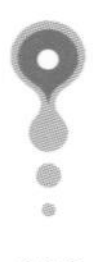

02

强迫

——与自己好好做个和解

问自己一个问题：你会重复地洗手吗？有些人每天会忍不住地重复洗手，甚至超过50多次，他们的双手因此变得粗糙不堪，皮肤薄得仿佛一碰就会撕裂，苍白中透出血肉的粉红，看起来触目惊心。此外，你会反复检查自己是不是锁好门了吗？有的人为了确定自己是否锁了门，建立了锁门的“3 × 3”大法：先向右转三圈钥匙把门锁上，再拔出钥匙然后用力拉三下门把手，最后再使劲推三下门，以致每天出门上班，都要预留半个小时来锁门。如果你在生活中也频繁出现类似的问题，可能与强迫有关。

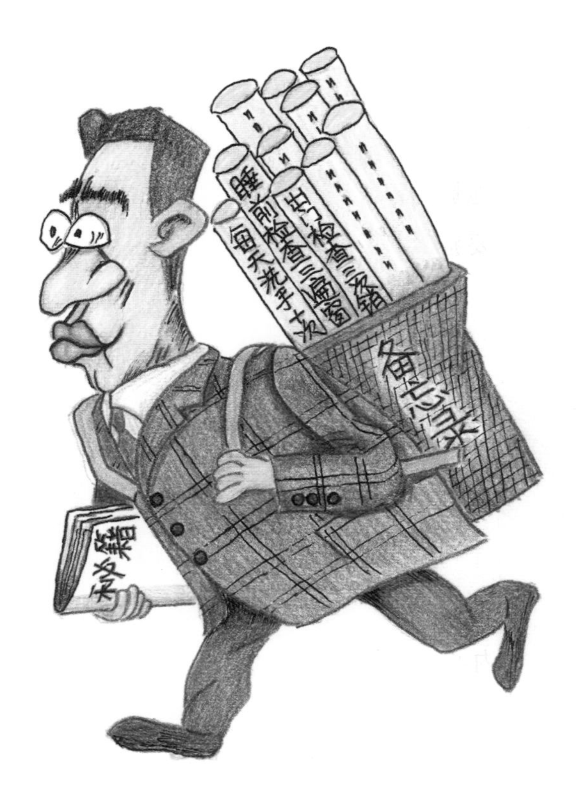

强迫

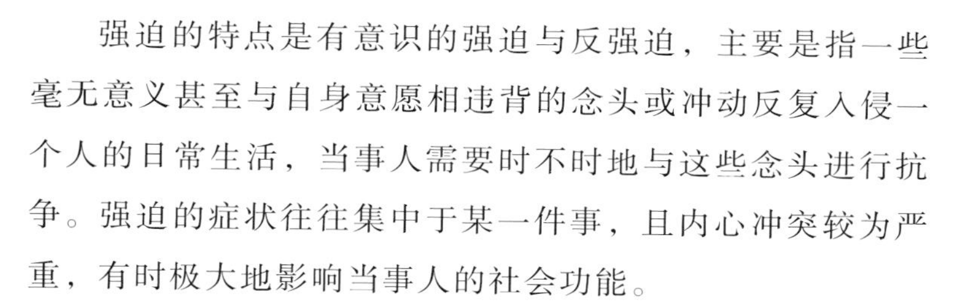

强迫的特点是有意识的强迫与反强迫，主要是指一些毫无意义甚至与自身意愿相违背的念头或冲动反复入侵一个人的日常生活，当事人需要时不时地与这些念头进行抗争。强迫的症状往往集中于某一件事，且内心冲突较为严重，有时极大地影响当事人的社会功能。

强迫的主要症状可归结为强迫思维与强迫行为。强迫思维是一个人的头脑中反复、持久出现那些令人不愉快的、不希望被想起的事物，当事人想尽一切办法却无法摆脱。伴有强迫思维的人，通常能意识到这些是不理性的，只是它们不受控制，当事人因此感到痛苦，甚至羞愧。他们通常会认为，采取某些行为就可以缓解或者摆脱强迫思维，这就导致了强迫行为的出现，比如反复洗手、反复检查等，然而，这些行为基本都是没有现实意义的，只能短暂缓解个体的内心焦虑。

强迫，仿佛让我们陷入一个奇怪的磁场，想极力挣脱却怎么也挣脱不了，且会不断遇到更大的阻力。针对强迫倾向、强迫人格与强迫症各自的特点，我们采取的应对方式也大不相同。有强迫倾向的人，可能更需要提醒自己有意识地放松身心，要寻求有效的方法给心理减压，学会遗忘“我有强迫症”这件事，使心理能量得以恢复。而具有强迫人格的人，在改变上会更加困难一些。对于强迫人格，最重要的是能够设法让自己体验到不同风景、不同可能的生活方式，并从中逐渐明白——并不是只有按照自己坚持的方式生活才是安全的。此外，尤其需要注意的是，强迫症患者不仅需要辅助药物治疗，更重要的是找到内心深处的心结，俗话说“解铃还须系铃人”，找到了心结，强迫的症状才会慢慢自行缓解。形成于生活中的强迫，也只有再回归于生活才能得到改善。所以，尝试着直面强迫，学会与自己好好地做个和解。

扫描体验心理自评
（仅供参考，不作为临床依据）

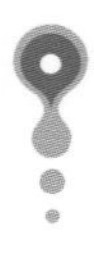

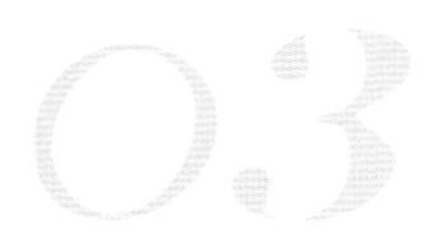

孤独

——拥抱它，享受它

当听到“孤独”这个词语，你的感受是什么？你会时常感到孤独吗？生活中，我们经常听到一些抱怨“孤独”的声音：“一个人下班回到家，屋里空空荡荡的”；“真正的痛苦只能自己默默承受，针只有扎在自己身上才能明白有多疼”；“其他人很难真正地关心自己、理解自己，人最终还是只能靠自己”；“翻遍了通讯录，能倾诉的人没有几个，想找人倾诉却又担心打扰别人，最终有些事只能自己一个人消化”……

孤独，是由于人们没有获得足够的、令自己满意的社会

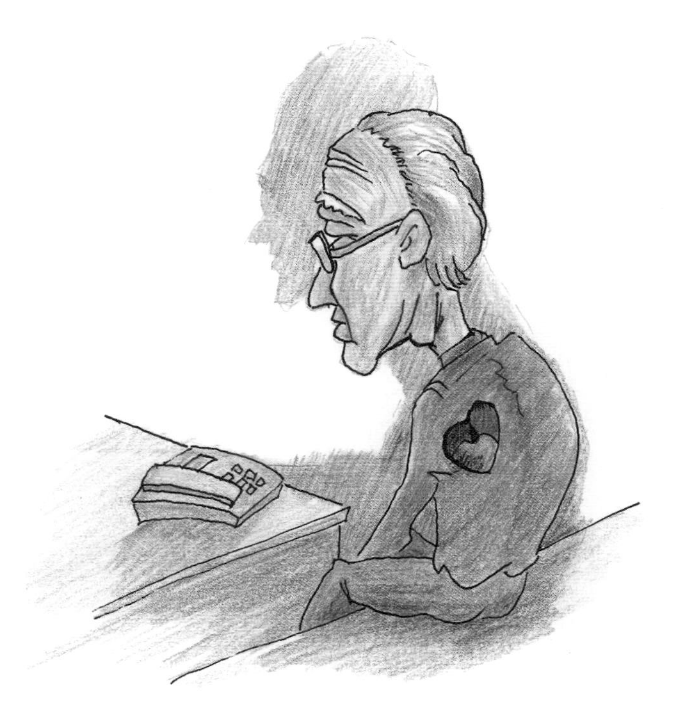

孤独

联结，从而产生的主观自觉与他人或社会疏远隔离的感受和体验。人类是社会性的群居动物，会对群体产生强烈的依赖感。当一个人被群体排除在外时，他会因“被接纳的需要”无法满足而出现负面情绪，这种不满足的负面情绪即为孤独感。

伴随着孤独感的常常是深深的绝望和无助，它可以使我们陷入非常难熬的境地（比如，感到被世界抛弃，悲伤苦闷，甚至由此而绝望、自杀），所以，很多人会努力追寻一种能够满足自己、避开孤独的关系，只可惜一直没能找到一段这样的关系。有人想要逃避这份孤独，觉得这本不应该由自己来面对；也有人会觉得父母再好一点，爱人再体贴一点，朋友再温暖一点，自己就不会孤独。实际上，只要你希望与他人建立关系，孤独的体验就一定会发生。其实，“感到孤独”并不是评估一个人关系好坏的标准，而是一个人自我意识萌芽的开始。

所以，孤独不仅体现出我们正在与自己相处，也提醒我们对社会更加关心、关注，使我们更好地静下心观察社会、觉察自身。孤独并不可怕，可怕的是你因孤独而产生的负面想法。首先，我们要允许孤独的存在。当你希望跟他人靠近但又无法靠近时，才会有孤独的感觉。然而恰恰是这种感觉，为你们的关系带来一种分化：未分化时，你会觉得两个人应该融为一体，如果一方有任何需要，对方就理所应当来替你做到；而分化后，就好像婴儿和母体之间的脐带被截断了，婴儿开始作为一个独立的个体存在，不断完善自己，最终长成一个能自给自足的人，与此同时，母亲也开始接受婴儿的分离，把精力和重心重新放回自己的生活，不为婴儿而活。这样的分化，好像切断了某种现实的链接，让关系从捆绑状态变得更自由，有益于彼此在关系里找到一种更持久、更舒服的状态，去滋养自己完成更多的自我实现。其次，孤独的人更具有同理心。正是因为孤独，我们的洞察力随之提高，对现实的掌控能力也得以提升，才可以更好地了解别人及其所在的社会。因此，孤独其实无处不在，它终究是无法回避的，那就和孤独握个手吧，拥抱它，享受它。

扫描体验心理自评
（仅供参考，不作为临床依据）

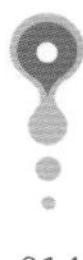

04

抑郁

——走出“蓝色”的日子

在工作和生活中，你常常感到有压迫感、胸闷、易疲劳、没胃口、睡不好觉，觉得做什么都没劲，对大部分事情都提不起兴趣，同时还自责自己为什么无法集中精力，记忆力越来越差吗？越有这样的想法，你就越负能量爆棚。类似的“糟糕”时刻你可能都经历过，但如果它反复困扰着你，那就应该重视起来，因为这是身体和情绪在告诉你——“嘿，你该停下来，看看自己的内心正在经历什么”。

抑郁，表现为负性情感的增强。显著而持久的心境低落是抑郁的主要特征。人在抑郁时，会感觉情绪低沉，每

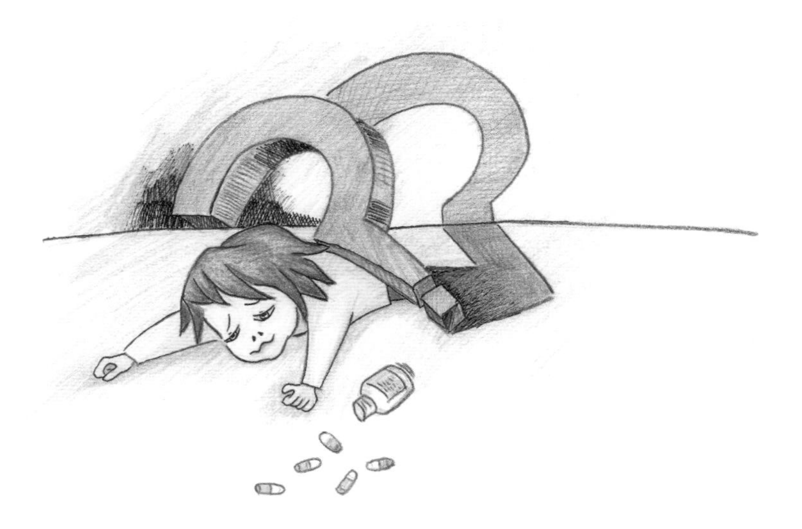

抑郁

天都忧心忡忡，会低估自我的才智与能力，同时过高估计周围事件的困难程度。按照以弗洛伊德为代表的精神分析学派的说法来解释，抑郁是一种转向自身的攻击性，处于抑郁中的人存有一种无意识的对自身的愤怒和敌意；以行为主义流派的观点来看，抑郁是由于生活中缺乏积极强化物所致，也就是说，人们觉得没意思、不想做事，是因为觉得生活中没有什么值得去做的事情；此外，也有心理学专家在研究后提出抑郁者身上的三种消极想法，即总是对自己、对自己的经历和对自己的未来产生消极的想法。

抑郁情绪或抑郁状态如果不及时调节，还可能发展成抑郁症。有心理学研究发现，抑郁症患者的男女比例为1∶2。一方面，因为女性激素水平容易波动，尤其在生理期、产前、产后和更年期等时期抑郁风险更高；另一方面，女性天生比男性在情感和社会关系中投入更多，关系、情感更容易影响她们。

其实，我们每个人都是有自我疗愈能力的。那么，如何走出抑郁的阴霾？第一步，我们需要保持健康的饮食与运动。有时候，抑郁跟环境的关系十分密切，阴天、寒冷都会让我们感觉更加抑郁，所以，多晒太阳，多运动，都可以改善我们的情绪。此外，健康的饮食也很重要，吃一些水果、巧克力等都有助于保持心情的愉快。第二步，一旦我们发现自己压抑了太多的负面情绪，以致无法保持健康向上的状态，那么，可能需要宣泄一下自己的情绪，允许自己脆弱、哭泣，或者寻找亲近的好友诉说。放慢脚步，停下来，让自己疲惫的内心缓一缓。第三步，如果抑郁的时间持续两周以上，已经影响到自己工作和生活的方方面面，并且尝试过多种自我调节的方法后依然没有好转，请一定要向专业人员求助，比如一些可能来源于早先心理创伤的抑郁，交给心理咨询师来处理或许会更加有效。总之，人生很长，谁都会走过一段感觉有点儿“蓝色”或“忧郁”的日子，但可别一直让生活蒙上一层灰。记住了走出消极阴影的三部曲，就能驱散心中的郁闷，留住快乐。

扫描体验心理自评

（仅供参考，不作为临床依据）

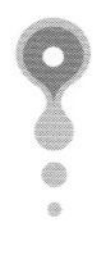

05

焦虑

——和“焦虑菌”说再见

“生活压力太大了，永远都有解决不完的事情，解决了一件，另一件又上来，总之是没有闲下来的时候，感觉都快要崩溃了”；“明明很累却睡得越来越晚，两三点还是躺在床上翻来覆去，脑袋里各种问题接踵而至，像有一团乱麻，剪不断理还乱”……不知道你是不是也经常被同样的问题所困扰，总是愁眉苦脸、唉声叹气。如果你深有同感，那么，你可能已经陷入了焦虑的泥沼。

焦虑，是一个人在预感到不好的事将会发生时所产生的一种紧张不安的心理体验。焦虑通常被描述为心神不

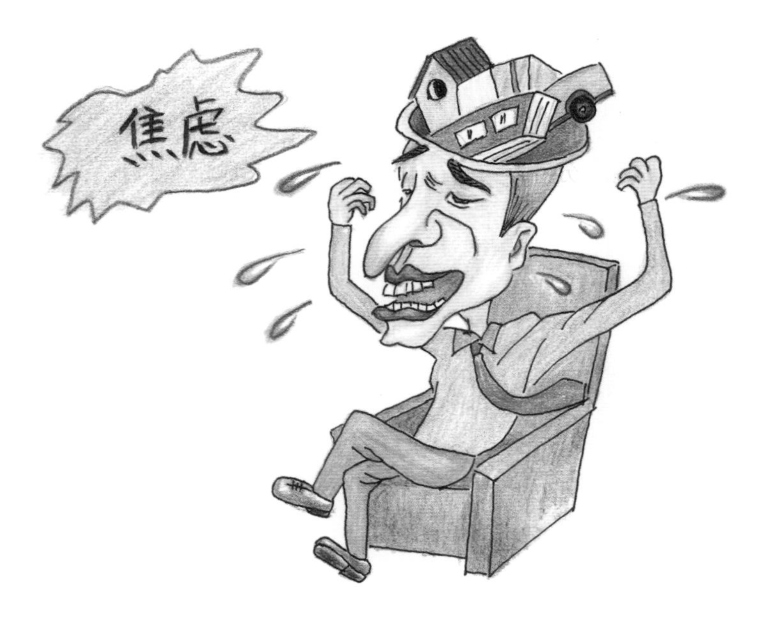

焦虑

宁、恐惧忧虑、紧张不安等负性的情绪。不同耐受能力的人，在面对不同性质的刺激时，会有不同程度的焦虑体验。令我们感到焦虑的源头往往是不清的，但却会导致内心对于未来负面的感受和预测。

焦虑通常包含三种成分：认知成分、生理成分和行为成分。认知成分说的是一个人总是喜欢把即将面对的事情判断为“自己搞不定的、处理不了的”；生理成分表现为一个人在焦虑时候的躯体反应，比如出汗、颤抖、心跳频率加快、尿频等；行为成分指的是一个人在焦虑时做出的逃避或是拒绝等消极行为。在一个人的实际工作和生活中，焦虑情绪会带来各种影响和困扰，使人注意分散，难以专心应对眼前的事情。但是，焦虑情绪也并不都是负面的。心理学研究发现，当一个人能够保持在中等水平的焦虑状态时，工作和学习的效率会非常高，只可惜大部分人很难做到。

因此，对于过度的焦虑，我们可以从三个方面来调整自己。第一，要事优先。一般人们在焦虑时，脑子里会塞满各种各样的信息和念头，在同一时间想很多的事。试想一下，当所有的事情都一起想、一起做的时候，怎么会不焦头烂额呢？这个时候，我们需要对所有想要做的事情进行一个优先级的排序，在所有任务中选出一个优先级最高的，先去全神贯注地完成这个任务，然后再做其他的。第二，正念练习。正念练习能帮助人们学会接受身体感受，维持专注和平衡。许多人在忙碌的生活中根本没心思仔细体会品味每件事。那么，尝试着从嚼一颗葡萄干开始吧，仔细辨认这个过程中所有的感受和想法。尝试将这个方法泛化到生活中的每件小事上，试着坚持练习吧。第三，保证睡眠。睡眠不足会造成易怒、懒散、精疲力竭，这些都会间接引发焦虑。可以尝试规律作息，在睡眠中充分恢复身心。虽然生活中的很多事情并不能被准确预知，但是别害怕，只要我们掌握了恰当的方法，也是能够从容应对的。

扫描体验心理自评

（仅供参考，不作为临床依据）

06

愤怒

——化解怨愤的三步曲

请想象一下：有一天，你走在路上，突然被身后一个陌生人撞了一下。首先袭来的是疼痛感，此时你会觉得有些难受——“真倒霉，疼死了”；而后，如果痛感继续增加，你可能就会愤怒——“这人长不长眼睛、会不会走路啊”……

愤怒，不仅是一个人愿望未能实现或行动不达目的而受到挫折时所引起的一种不满的情绪，也包含对于社会现象、他人遭遇或与自己无现实联系的事物的极端反感，比如义愤填膺。愤怒是人最常见的四种基本情绪（喜、怒、

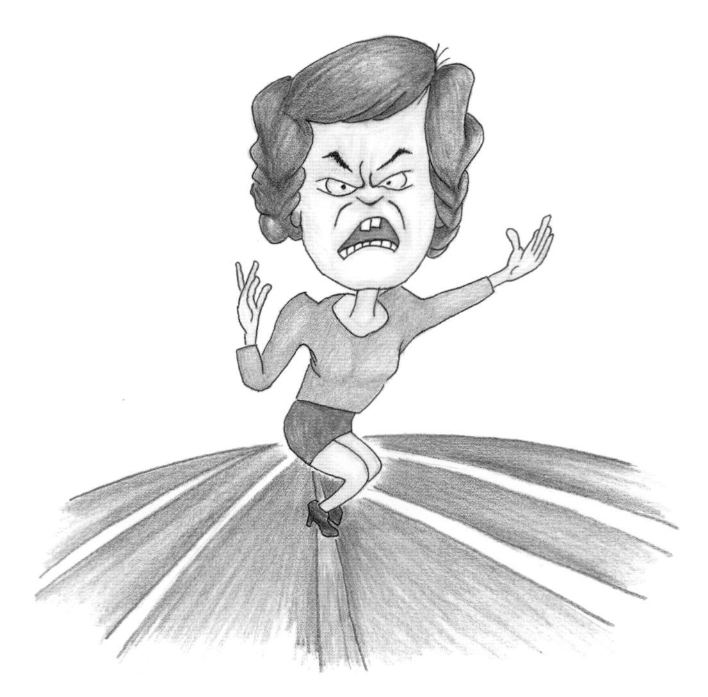

愤怒

哀、惧）之一，密切联系着我们的各种行为。

人们一般会有三种形式来表达愤怒。一是攻击。有的人会在愤怒时大声嚷嚷，跺脚，甚至朝他人扔东西，有的人还会采取更极端的暴力行为。二是退缩。还有的人会选择把一切都压抑在自己心里，他们在愤怒时选择不再说话，忽视对方，躲到房间或离开家。三是被动攻击。这是最难显示或识别的，应对起来也是最难的。因为这些人的表现在其他人看来只是有些冷淡甚至完全没事——一方面，他们会说“没事没事，我不介意”；另一方面，他们其实正在发出“即使我介意，你也总是这么做”的不满、批评和抱怨的信号。

那么，我们怎么理解愤怒？处理愤怒最有效的方式又是什么呢？首先，我们要明白愤怒其实是一种对待过度刺激的基本生理反应。也就是说，它是大脑的“出厂设置”，在许多情况下我们不得不感到愤怒。因此，我们要建立一种“可以愤怒”的内心自由——愤怒是一种正当的感受，我们不必掩盖和压抑它。接着，在愤怒袭上心头的时候，我们最关键的是要尽可能保持冷静。言语冲突、歇斯底里的发泄只会让局面变得更糟，试着从1默念到10，或是去一个无人的地方大喊几声，抑或是给好朋友打电话抱怨一番来倾诉自己的情绪。总之，给情绪一个发泄的出口，在这之后，当我们重新冷静下来，才能够回答自己“到底是什么点燃了心中的怒火”——是因为别人伤害了我，还是因为我太敏感了？还有其他更好的方法能解决问题吗？我发怒是为了得到什么样的结果？等等。最后，平息愤怒最关键的方法在于语言表达。我们要将愤怒的感受用语言表达出来，和对方说出是哪些行为让自己感到不满，比如“当你……，我觉得……”；和对方分享我们的期望，比如“我希望能……，因为……”；表达我们现在的需要并说明原因，比如“我请你……，是因为……”；等等。总结一下，倾听自己的愤怒，不再误解自己的愤怒，勇敢地表达自己的愤怒，是化解愤怒最有效的三步曲。

扫描体验心理自评
（仅供参考，不作为临床依据）

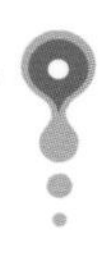

07

恐惧

——远离恐惧，靠近爱

有人这样总结，在战场上有两种人能打胜仗：一种是因为害怕被打死而拼命的人；另一种是因为有强烈的革命情怀而拼命的人。第一种人，胜利的动力是恐惧。人在恐惧被激发的时候，就会高度集中注意力，小心翼翼，力求成功。第二种人，胜利的动力是爱。当你爱一件事的时候，你会自动投入更多精力，废寝忘食，创造奇迹。那么你呢？每天“唤醒”你的，是爱还是恐惧？

恐惧，是一种对厌恶的条件反应。当恐惧出现时，人们的第一反应是去排斥它，毕竟恐惧不是一种舒适的体

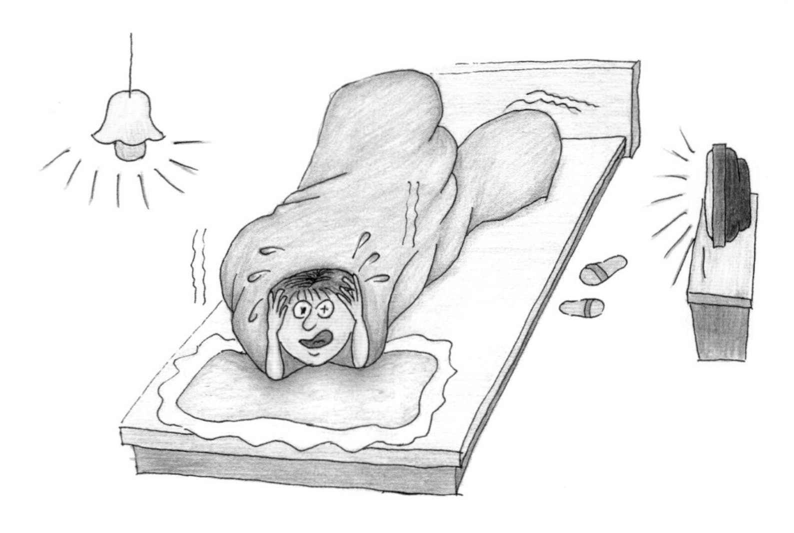

恐惧

验。人们恐惧的时候，会激活大脑里面的杏仁核以及其他皮层下组织，人体的肾上腺素大量释放，机体进入应激状态，心率、皮肤电会增高，血压上升，肌肉（尤其是下肢肌肉）供血量激增，以供逃跑或抵抗；眼睛以及瞳孔变大并且会发出尖叫声，大脑释放多巴胺类物质，精神高度集中，以供迅速判断形势。想想看，这是否即“呆若木鸡”“屁滚尿流”“毛骨悚然”所描述的样子呢？

虽然恐惧是人的一个非常大的成功和坚持的动力，但是以恐惧推动去做事，会让人放大这件事的重要性，非常在意结果的得失。“我只能赢不能输，输了就会死”的信念会推动他们力争把每个细节处理好，同时也会因此让他们感受到压力、耗竭、易疲劳。相反，以爱为动力推动自己的人，他们因内心的热爱而去做事，更享受完成一件事情的过程，而非在意事情的结果，这样心无旁骛的过程往往能收获“无心插柳柳成荫”的好结果。虽然，恐惧和爱都会促使人成功，但是恐惧促成的成功，不管有多大，我们可能都无法获得内心的快乐。相反，因为爱而去付出的人，过程中往往都是快乐的，哪怕失败了也不退缩，一次次落空后一次次倒地还是会再起，因为内心还依旧爱着，所以，成功后的喜悦自然溢于言表。

因此，记住并尝试去做下面四件事，我们会慢慢地远离恐惧，靠近爱。一是建立平和的心境。进行深呼吸或者任何可以促进放松的活动。二是以好奇心来探索恐惧。好奇心可以使我们改变看待事情的方式，经常能使恐惧感变得不那么强烈。三是参与爱的善意体验。爱的善意体验是一种结构化的冥想，鼓励对自我和他人采用友好的态度，尤其是当自己感觉到强烈的恐惧和不安的时候（比如，我们可以对自己说，“我可以放心”“我能够做好这件事”或是“别人会认可我的努力”等等）。四是体验“着陆”练习，努力专注当下。当注意到恐惧时，关注双脚与地面的接触，或者坐在椅子上（与椅子接触时），关注双腿和背部的感觉。此类“着陆”练习，可以把我们更多地带回到当下，可以改善那种立足不稳的恐惧感。

扫描体验心理自评
（仅供参考，不作为临床依据）

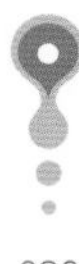

08

偏执

——“迷途知返”几时也不晚

轻度的偏执与妄想，在日常生活中实属常见，它就在大街上，而并非只是在医院里。这样的偏执与妄想潜伏于很多人的内心。比如，凡事找借口，拒绝承担责任，总是把错误归咎于别人；再如，缺乏信任，凡事猜疑，自恋自大，自欺欺人……你是不是也偶尔会有一些与之类似的表现呢？其背后的原因都可能与内心潜在的偏执和妄想有关。

偏执，是一类人格特征，其典型特征是极其固执己见、有倾向性地过分执着。偏执的人常常没有自知之明，对自己的偏执行为难以觉察且持否认态度，因而在社会上

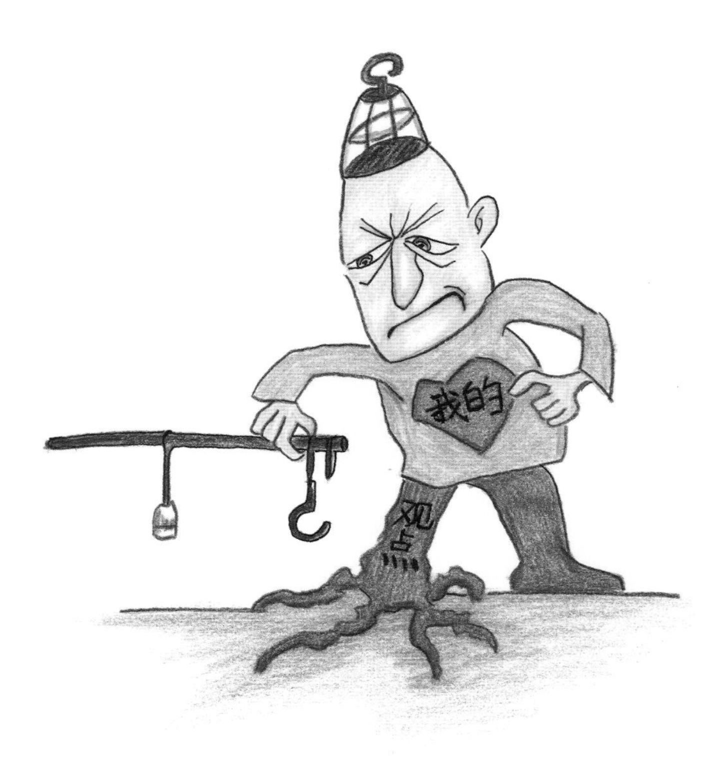

偏执

所占的人数和比例难以计量。甚至不少人有潜在的偏执型人格障碍。根据国内一项心理调查发现，偏执型人格障碍的人数约占心理障碍总人数的6%，实际人数还可能高于这个比例。此外，心理学研究还发现，偏执的总人数中，以男性较多见，且胆汁质或外向型的人占大多数。

偏执的人可能会有不同程度的下述表现：广泛地猜忌，常将他人非故意的、非恶意的甚至友好的行为曲解为敌意的或是有歧视意味的，或者是毫无根据地怀疑会被别人利用或伤害，常常因此过分警惕、过分防卫。此外，偏执的人还有很多表现：倾向于将周围事物都解释为“阴谋”，但其实可能毫不符合实际；有时还会产生超价观念；容易出现病态嫉妒；常常过分地自负，总认为自己是正确的，遇到挫折或失败时就归咎于别人；倾向于嫉恨他人，对他人的错误不能够宽容对待；好争辩与敌对，且常脱离实际，固执地要求不够合理的个人“权利”或利益；很难以讲道理或通过事实证据来改变他们的想法；他们仿佛曹操一样，常抱有“宁可我负天下人，不能天下人负我”的心态……

如果意识到自己的偏执，我们可以这样做。首先，要有意地创造良好的人际环境。积极和开放地与他人交谈并流露出对社会交往的诚意，建立情感交流，发展和谐的生活关系，提高对他人信任的程度。其次，要真诚友善地与他人交往。通过提升对他人的宽容和理解，减少防御心理或愤怒的情绪，我们不仅要信任和尊重自己在意的人，减少支配与控制欲，不再频繁地指责对方，也要减少对周围人的戒备和怀疑，在与他人交往中努力变得更轻松、更开放和更信任。最后，要学会换位思考。如果我们能够站在对方的立场上来考虑问题，也许就会察觉到别人的言行举止其实并没有什么不合理或是故意的成分，继而让我们的情绪与行为也能变得更加协调一致。“迷途知返”几时也不晚，因为改变偏执的钥匙其实一直就攥在我们自己的手中。

扫描体验心理自评
（仅供参考，不作为临床依据）

09

自卑

——拔掉心中的“刺儿”

一个人为什么讨厌自己？在我们的生活中，会看到“两种”不爱自己的人：一种人可能是极度自卑的，他不敢提出任何要求，不认为自己值得被人爱；另一种人可能是极度自负的，他觉得天下人都亏欠自己，他们不能理性、客观地去评判人和事物，任何一点不合心意都会让他们愤恨不已。或者卑微，或者暴躁，你属于这两种人中的一种吗？

自卑，其核心观念是一个人认为自己没有价值，不值得被好好对待，是由于潜意识的欲望和情感所致的主观悲

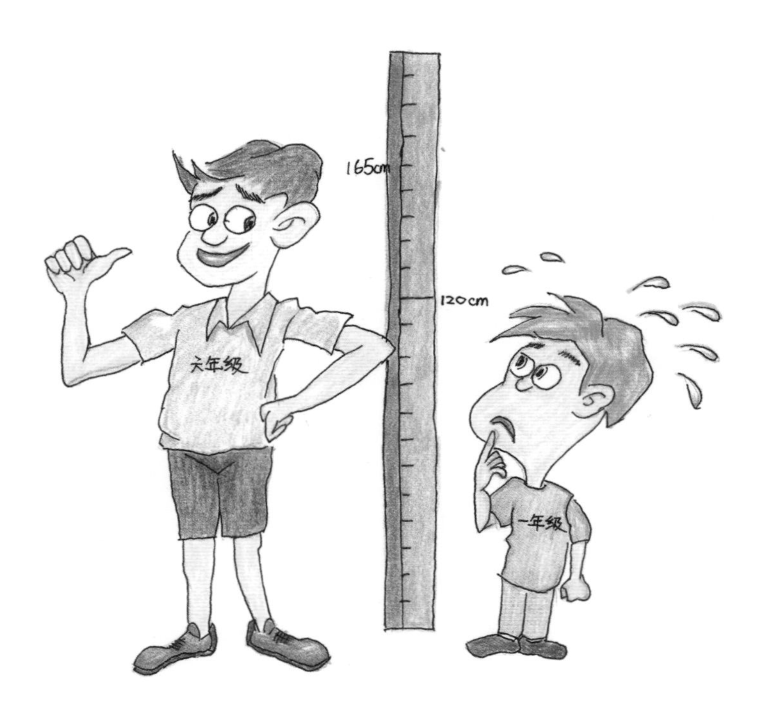

自卑

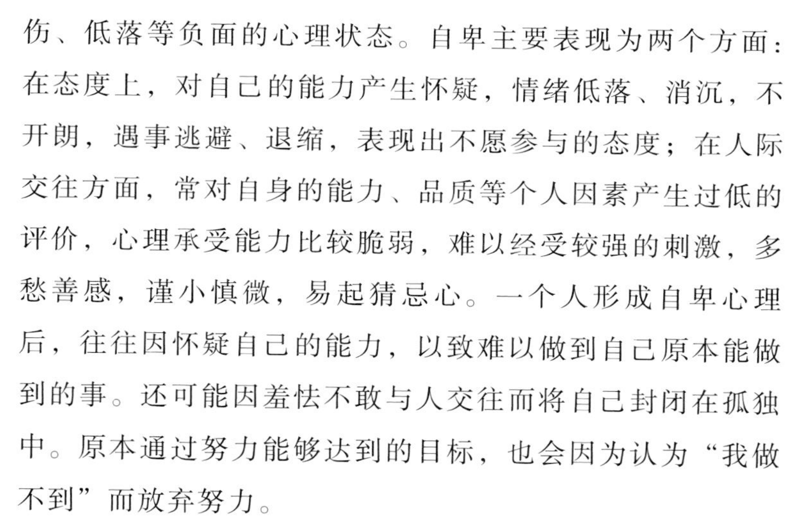

伤、低落等负面的心理状态。自卑主要表现为两个方面：在态度上，对自己的能力产生怀疑，情绪低落、消沉，不开朗，遇事逃避、退缩，表现出不愿参与的态度；在人际交往方面，常对自身的能力、品质等个人因素产生过低的评价，心理承受能力比较脆弱，难以经受较强的刺激，多愁善感，谨小慎微，易起猜忌心。一个人形成自卑心理后，往往因怀疑自己的能力，以致难以做到自己原本能做到的事。还可能因羞怯不敢与人交往而将自己封闭在孤独中。原本通过努力能够达到的目标，也会因为认为“我做不到”而放弃努力。

但是，我们也要辩证地看待自卑的意义。一方面，自卑的心理虽然可以督促人们的自我觉察和对自身的正确认识，加快对自身缺点的弥补，对自身的成长有一定的进步意义；另一方面，自卑对人们的心理也有一定的危害，当人们希望通过榜样或美好的事物来促使自身进步和努力时，由于比较的心理作用，人们不可避免地产生自卑情绪，进而会对这些事物产生排斥、厌恶，不利于自身的进步。

所以，我们怎么做才能“戒掉自卑，避开自负，走向自信”呢？首先，接纳自己的不足，没有人是完美的。比如，“我不如隔壁老王挣钱多，不如电视上的明星漂亮又怎样？我厨艺精湛，老王不会做饭只能点外卖；我想去哪儿玩去哪儿玩，明星还要躲狗仔。”当然，这些极度正能量的话语只能适度使用，否则就是“自以为是”或是“自欺欺人”了。当我们能接纳自卑并意识到自己还有另一面的价值时，我们就有了超越自卑的能量，能够深刻洞察自己，获得认知自我的智慧。其次，要学会用乐观态度面对可能的失败。既要不怕挫折，不因一时的挫折而退缩，也要注意对原来脱离实际的“目标”进行调整。一方面，我们要及时改变应对策略；另一方面，我们也要鼓励自己采用自我心理调适法，给自己面对挫折和接受打击的勇气。要记住，自卑并非一无是处，正因为有自卑激发我们内在的动力，激励我们奋起，催促我们成长，我们才会成为自信的人。

扫描体验心理自评

（仅供参考，不作为临床依据）

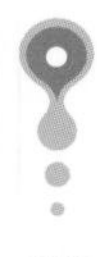

10

内疚

——别让自责绑架了你

被内疚控制，会是一种什么样的体验？有些时候、有些事情，你跟别人本来也许吵一架就能解决，且两不相欠，坦白又爽快。但你可能总是会主动道歉，甚至还会主动做出一些让步、补救或补偿，即使自己内心可能是极度不愿意和不高兴的。所以，你可能会觉得自己越来越不像自己了，总在为对方的需要而改变自己。如果你对此很有同感，也许你也正被内疚控制着。

内疚，是一个人感觉到自己犯规或犯错后的一种内心感受。一个人随着年龄增长而不断成熟，逐渐产生了责任

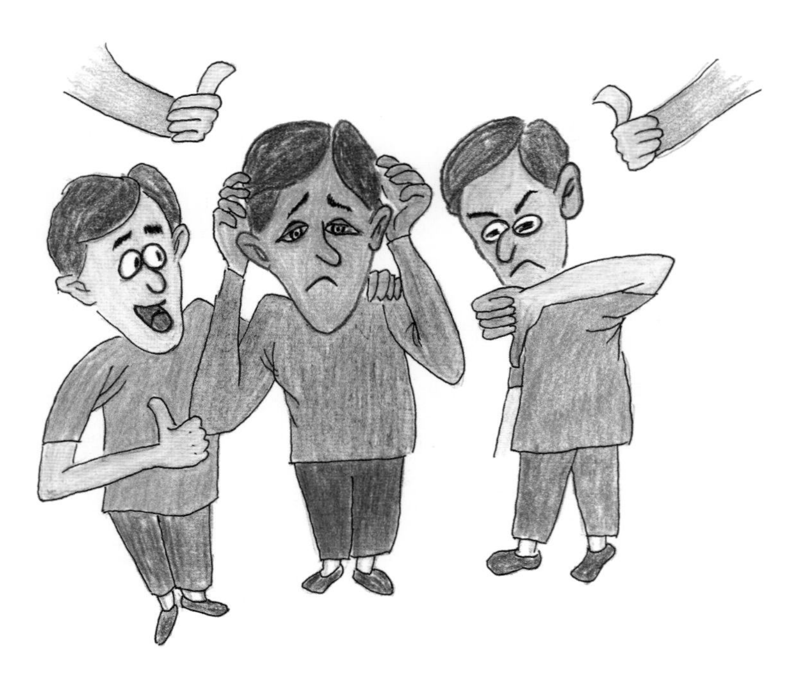

内疚

感，他们知道在人际关系网络中，要对与自己相关的人负责任，一旦没有较好地履行职责，就容易产生内疚的情绪。此外，也有心理学研究发现，共情能力强的人更容易内疚。

对于内疚是好还是坏，我们需要区别对待，不能一刀切地下结论。比如，有一种“有益的内疚”，它可以让人将心比心、推己及人地为他人着想并修正自己的行为，这样的内疚不管是对自己还是对他人都是有益的；而另外一种是“有破坏性的内疚”，它往往让人做出自我惩罚的举动或让人想要逃避，并常常指向自我贬低、自我毁灭甚至是攻击他人，同时还可能会伴有迫切、紧张和后悔等情绪，这就是我们需要改变的内疚。

处理内疚情绪的主要策略如下。首先，我们要学会表达内疚。如果我们对某个人因为某件事而感到愧疚，最好的解决方法就是选择合适的机会，真诚地向对方表达内心的歉意。这是化解内疚的一剂良药。如果内疚一直被压抑在心里，久而久之会转化为极端的“罪恶感”，可能导致“抑郁症”甚至“疑病性神经症”的发作。其次，我们要珍视自己。内疚的人大都有一种认知误区，觉得只要满足了别人的需要，就能得到认可和关爱。结果往往适得其反，内疚不仅破坏自己的心情，也损坏人际关系。从心理学的角度说，人是自我实现的高级动物，我们无法改变他人，但我们可以关爱自己、珍视自己、接纳自己，我们需要为自己负责，这才是我们能够成为自己的前提，从而摆脱内疚的束缚，自在地遨游于社会、家庭、生活的滔滔大海中。

扫描体验心理自评

（仅供参考，不作为临床依据）

11

嫉妒

——“羡慕嫉妒恨”的科学使用指南

小学时，你会不会嫉妒成绩比自己好、人缘比自己好、家境比自己好的小朋友？中学时，你会不会嫉妒长得比自己好、受同学们喜欢的班长？工作以后，你会不会嫉妒发展得比自己好或是与领导关系走得近的同事？生活中，你可能希望自己有更好的表现，能够得到他人的认可与重视，然而却总是事与愿违……

嫉妒，原意是“有敌意地看着”，是人们为竞争一定的权益，对竞争中的“幸运儿”或潜在幸运儿持有漠视、贬损、排斥甚至敌对的态度。嫉妒常常使人变得沮丧、焦

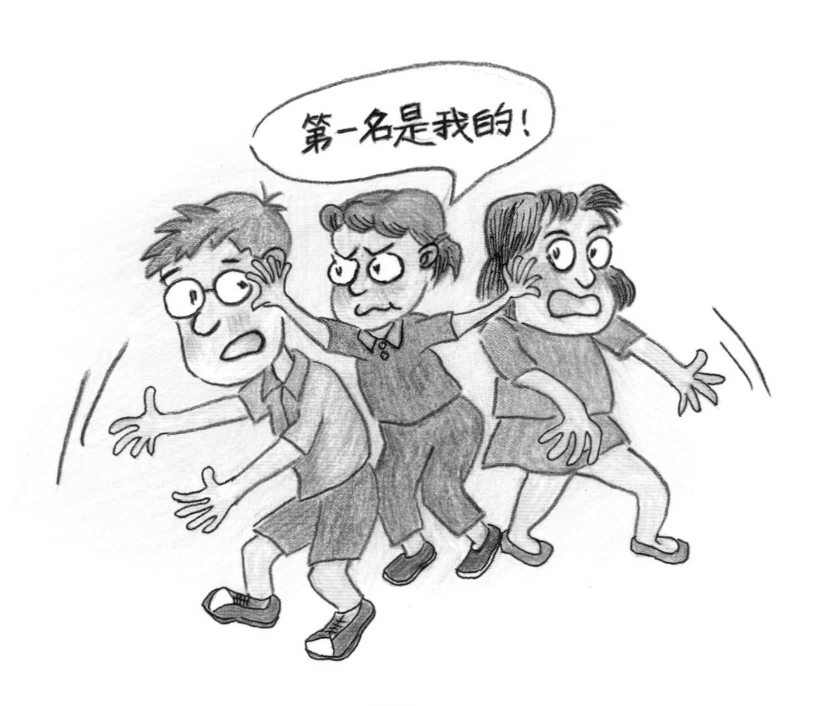

嫉妒

虑和愤怒，让人们沉浸在不公或无能感中。

嫉妒容易引发人们的焦虑，过度的焦虑会对人的身体和心理造成损害。嫉妒引发的焦虑常常会激起愤怒和怨恨，更可怕的还会引发攻击和破坏，有的人甚至会通过付诸行动的方式攻击和贬低他人，通过造谣、毁谤等行为贬损被嫉妒者或破坏他人所取得的成就，从而增加自己在比较中的优势。当然，并不是所有嫉妒都是不好的。良性的嫉妒会包含不甘和启发的成分，它更像是一种“别人能做到，那我也能”的心理，会将人的焦虑转化为动力，通过模仿、观察学习、自我提升等方式尝试接近或达到被嫉妒者的成就。

其实，嫉妒是一种合理的情绪，我们应当接纳它。但是，当嫉妒的情绪产生时，我们应该如何科学地使用“羡慕嫉妒恨”呢？首先，可以保持善意的嫉妒——化嫉妒为力量。耐心观察，承认别人的优势并通过模仿、学习和自我提升来完善自己。也许很快，就能达成与别人相同甚至比别人还高的成就。嫉妒的泥沼也将不再困住你。其次，要寻找自身价值，发挥自我优势。众所周知，金无足赤、人无完人，每个人都有自己的优势和独特之处，当我们因嫉妒心而与自己较劲时，不如将自己投进忙碌而充实的工作环境里，在实际工作和生活中重新认识自己，发现自己的创造力，发掘自己的价值。最后，加深交往，消除误解。很多嫉妒都萌生于误解，我们可能会担心对方的优势将损害到自身的利益，从而耿耿于心。所以，我们可以主动了解对方，加强沟通、加深理解，避免因误会而错失一段良好的人际关系，这样，嫉妒也许就会自然而然地消除了。

扫描体验心理自评
（仅供参考，不作为临床依据）

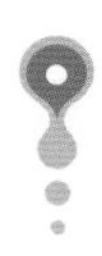

12

拖延

——如何走在时间的前面

拖延，绝不是一件陌生的事情。比如，你明天下午要交一篇报告，今天必须写完。刚想要坐下写报告，你突然发现房间太乱了，得先打扫房间才能有一个舒适的工作环境；打扫完房间转眼该吃晚饭了，吃完晚饭有点小困，还是小睡一会吧，这样就有精神写报告了；结果一觉睡到大天亮，匆匆起床上班，根本没时间写报告；到单位忙乎了一早上才把手头的事处理完，午饭来不及吃，拼死拼活写报告还是错过了截止时间……此时，你身心俱疲，发誓下次一定再也不这样！

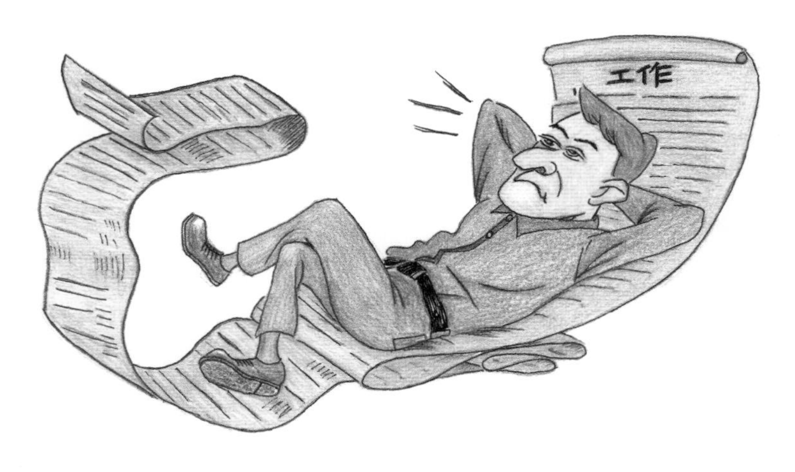

拖延

拖延，是“把重要和有时限的事情，推到其他时间去做”的坏习惯。在日常生活工作中，大家难免会对一些即将要做的事有些厌烦，这让人们想用一些无关紧要但快乐的事来代替它，比如打游戏、看电视等。但是，严重的拖延症会影响到个体的身心健康，强烈的自责情绪、负罪感等都会影响个体的心理和谐，导致人不断地自我贬低和否定，并可能伴随焦虑症、抑郁症等心理疾病。因此，一旦出现这种状态，一定要引起足够的重视。

一般而言，拖延可能有这些原因：一是由于主观自主性发挥余地过高，事情变得无从下手，只能选择逃避；二是由于完美主义，迟迟难以开始，自然而然就拖延了；三是取决于人们的主观价值观，因为当事人对事情本身不够关心和重视，常常会忘记或延迟任务完成的时间，还有可能在完成时采用不关心和不负责任的行为，草草完成了事；四是为了规避痛苦，有可能出于潜意识中的不确信和不自信等，当事人会倾向于选择推迟那些预计投入越大、结果越无法确定的令人不愉快的活动。

下面三种方法，能教会我们如何应对拖延，走在时间的前面。第一，消除拖延的罪恶感。许多创造性工作活动中拖延现象屡见不鲜。比如，作家写不出稿，画家画不出画，音乐人完不成曲子，等等。这些活动中的拖延是所谓的“病症”吗？非也。灵感到来时，他们能用一个星期完成别人几个月的工作。所以，“拖延”的你也许只是还未调整好状态，先不要自罪自责，调整好状态再尝试投入任务吧。第二，提高预定工作的主观价值。我们可以通过增加预定活动的主观价值并减少分心项目的主观价值来应对拖延。比如，本应该写报告却想要打扫房间的时候，试着去关注为什么写报告这件事情对我们很重要（增加预定项目的主观价值），或者试着设想一下打扫房间会给我们带来的不愉快（减少分心项目的主观价值）。第三，对于一些实在不想做但又不得不做的事或难度过高的事，拆解目标，降低任务难度。这个方法就是把一个大目标拆解成一个个的小任务。比如，“看完一本书”，这是一个大的目标，如果每天带着这个目标去阅

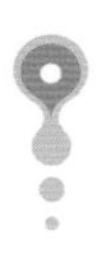

读，我们肯定会抗拒，但如果分成一个个的小任务，如每天阅读一个章节，做起来则会容易许多，当接二连三地完成小任务之后，最终的大目标也就不知不觉被我们完成了。

扫描体验心理自评
（仅供参考，不作为临床依据）

下　篇

12 种个性心理问题

13

自闭症

——带回“星星的孩子”

有这样一群孩子，他们没办法听懂大人的话，也没办法很顺畅地表达自己的想法，他们好像沉浸在自己的世界里，但却有着自己执着的事物，甚至他们中的一些人还有着超越常人的才能，他们是“星星的孩子”，医学上称之为“自闭症儿童”。你也许总觉得他们距离我们很远，不会在自己的身边出现，而事实上，自闭症比你想象得更普遍。

自闭症，又名孤独症，是一种发展性障碍，一般在婴幼儿期就有明显的症状表现，主要包括人际关系的社交能

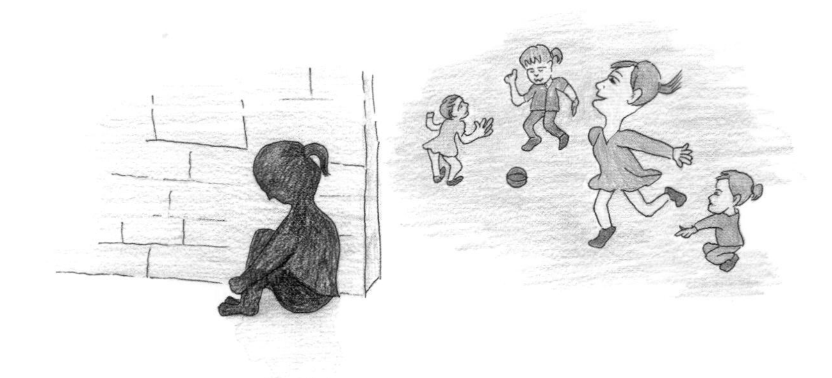

自闭症

力障碍、交流能力的发展受损以及缺乏想象力等。一般在4～6岁时最为典型，之后会有不同程度的改善。

自闭症儿童往往兴趣范围狭窄，行为重复、刻板，主要包括以下一些症状。一是不擅交往。多数自闭症儿童通常在两三岁时仍然不会说话，也可能终身沉默不语，年幼时就出现与别人无目光对视、表情贫乏等表现，难以与父母建立正常的依恋关系，也难以与同龄儿童建立伙伴关系。二是兴趣特殊。比如自闭症儿童在幼儿园时常独处，对于其他儿童所热衷的游戏、玩具都不感兴趣，喜欢独自一人玩一些非玩具的物品，就好像他们不属于这个世界一样，总是孤零零的一个人。三是行为刻板。他们会固执地要求保持日常活动按照固定的程序进行，如上床睡觉有固定的时间、出门有固定的路线等，还会有一些重复拍手、跺脚等刻板的动作。

目前，在自闭症的多种干预方法中，教育和训练是最有效、最主要的治疗方法。我们作为家长可以这么做。第一，在日常生活中，建立他们听指令的能力。尤其对于刚确诊或年龄在两岁左右的孩子，首先要教会他应该如何配合我们，和我们建立关系，比如坐好、起立、过来、抱抱等动作，同时还可以教孩子收玩具、摆放餐具等。第二，建立他们的基本学习能力。这种能力主要包括语言表达、动作模仿、社交技能等，但是这些训练都相对专业一些，如果能得到专业人员或专业机构的帮助会更好。第三，带孩子多去参加集体活动。通过集体活动可以逐渐影响和培养自闭症儿童的性格，让他们从中体验友谊与温暖。我们最好可以多制造一些集体活动的机会，比如经常带孩子参加家庭聚会、其他小朋友的生日活动或是集体出游等。当然，对于自闭症儿童，最重要的是，我们要对孩子的这类问题加以重视，早发现、早治疗，当问题比较严重时，一定要尽早去医院接受治疗，不要觉得随着年龄的增长自然会好起来，我们的等待将会是他们的终身遗憾。

扫描体验心理自评

（仅供参考，不作为临床依据）

14

多动症

——拥抱他，温暖他

不知你是否有过这样的疑问，为什么别人的孩子能够安静地在儿童游戏城堡玩游戏，可以在父母或爷爷奶奶的陪伴下有条不紊地认真摆弄玩具，而你的孩子却显得很不合群——他不停地站起来，敲桌子，摇椅子，在桌子底下钻来钻去，拿着手里的小火车，扔向桌子，嘴里还大声叫着“啪——啪——啪——”，为什么他不安静、不守规矩、爬高蹿低，淘气调皮不听劝？

多动症，全称“注意缺陷多动障碍”，是一种常见的儿童行为异常心理障碍。多动症儿童的智力一般正常或接

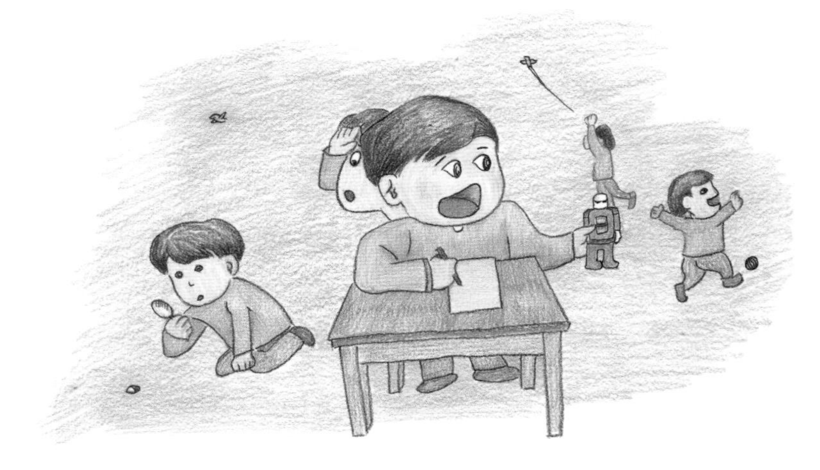

多动症

近正常，但在学习、情绪及行为等方面都有缺陷。多动症不仅影响儿童在家以及在学校的生活，而且会造成儿童持久的学习困难、行为问题和低自尊感。如果患有多动症，应当及时治疗。否则，不仅影响儿童学业、身心健康，更会影响到成年后的家庭生活和社交能力。

多动症的症状多样，主要表现为与年龄和发育水平不相称的注意力不易集中、注意广度较小、注意稳定性和集中性都差、活动过多且不分场合、情绪冲动不稳定等，并通常伴有认知障碍和学习困难。常见的儿童多动症大体有三类。一是注意力不集中型。这类儿童智力水平正常甚至高于平均水平，看起来非常安静但总是走神，不能很好地遵守课堂纪律，学习成绩差。二是多动—冲动型。这类儿童注意力虽然正常，但是一刻也难以安静，小动作不停。三是混合型。这类儿童不仅注意力差，还易冲动，大部分孩子都属于第三类。

那么，作为家长的我们对待多动症的孩子，该怎样科学地应对呢？第一，要建立孩子的秩序感。当你发现孩子比较难以专注的时候，就要有意识地去培养他的专注意识、责任意识，建立他的规则与秩序。举个简单的例子，从哪里拿的东西就要放回哪里。第二，要理解孩子。我们知道，多动症的孩子很多时候可能会经常受到老师的批评，甚至也会受到一些同学的排斥。但其实很多多动的孩子会说："爸爸妈妈，其实我也很想做好，但是我就是控制不住自己。"所以，我们要多鼓励孩子，但是这个鼓励不建议用物质来替代，当他做到了，可以给他一些真诚的肯定和拥抱。第三，要搭建好老师和孩子之间的桥梁。当孩子上小学之后，老师会经常打电话向你"告状"，这个时候家长就会焦虑，甚至会把这种不好的情绪转移到孩子身上。所以，当你收到老师这样的信息时，首先要调整好自己的情绪，然后去肯定老师的价值并尽可能地争取老师的包容和帮助，同时我们也需要不断鼓励孩子，告诉他们可以做好，保护好孩子的自尊心。

扫描体验心理自评
（仅供参考，不作为临床依据）

15

网络游戏成瘾

——关注孩子，与他“约法三章”

不少家长会为家中因沉迷网络游戏而厌学、辍学的孩子着急上火，四处求助。热心的亲友也会给予诸如“把电脑砸了”“直接没收手机，关在房间里饿几天”等简单粗暴的解决方法。然而，事实证明，“暴力”管教不但无法解决问题，还会引起更大的冲突。

网络游戏成瘾，是一个人在无成瘾物质作用下的冲动失控行为，不是在现实中，而是对互联网游戏的沉迷，表现为过度游戏导致的学业、职业和社会功能的明显损伤。其中，持续时长是诊断游戏成瘾的重要标准。心理学一般

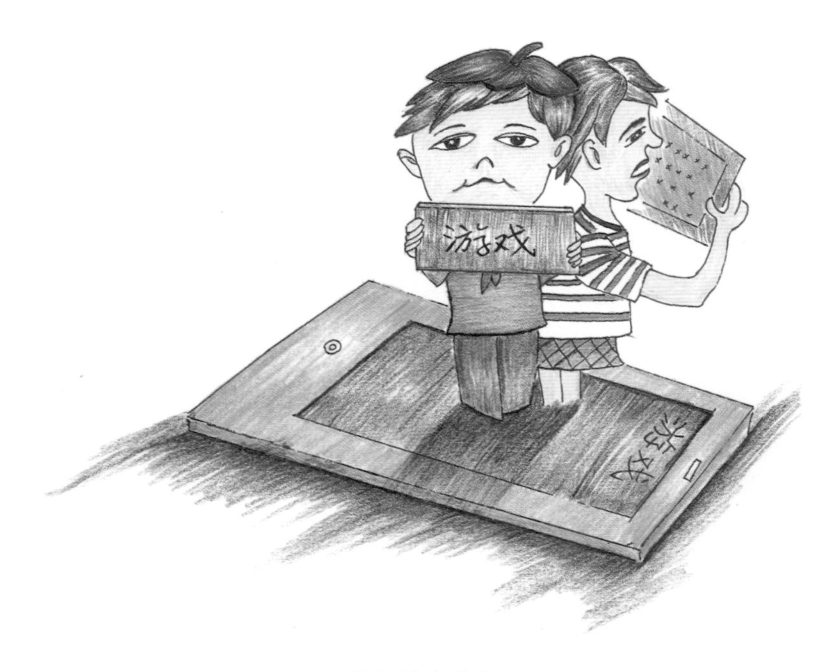

网络游戏成瘾

认为，相关行为需至少持续12个月才能确诊。游戏成瘾者依靠游戏宣泄自己的情绪，逃避家长的管制和学校的规则，并企图在虚拟自由的世界中，找回现实生活中缺失的安全感、认同感和成就感，这是导致网络游戏成瘾的重要原因。

世界卫生组织在《国际疾病分类》中，专门为“游戏成瘾”设立了条目，一共列出了九种症状，一般要满足其中五项，才可考虑后续判断：①完全专注游戏；②停止游戏后，出现难受、焦虑、易怒等明显的戒断反应；③玩游戏时间逐渐增多；④难以削减游戏时间，难以做到不玩游戏；⑤放弃除游戏以外的其他活动，对曾经的爱好失去兴趣；⑥即使知道游戏对自己有负面影响，仍然专注于游戏，仿佛饮鸩止渴；⑦会向家人或他人隐瞒自己玩游戏的时间；⑧通过玩游戏转移缓解自己的负面情绪，如罪恶感、绝望感、不安内疚感等；⑨因为游戏而丧失或可能丧失工作和社交。心理学研究发现，一个人如果长时间迷恋网络，还会导致睡眠节律紊乱，出现情绪低落、疲乏无力、食欲不振等情况。

随着互联网的发展与传播，网络游戏对于孩子来说已经变得唾手可得、无处不在，但我们仍旧可以尝试一些针对孩子游戏行为的“约法三章”。第一，要让孩子在现实生活中获得足够的安全感和丰富的精神满足。有些家长认为学生除了学习就不应该有其他的兴趣爱好，随着年龄的增长，应有的活动和爱好都被家长人为地限制与取消，这是错误的。我们要引导他们参加户外运动，培养更多的爱好、兴趣，多观察、多感受、多动手、多思考，从现实生活中获得乐趣和自我价值感。第二，了解孩子玩游戏背后真实的内心需求。一味地禁止孩子玩网络游戏往往会引发孩子的逆反心理，也是家长忽视与孩子心灵沟通的表现。抽个空，和孩子心平气和地聊聊天吧。第三，为孩子和自己都设置适度的限制。为孩子设置限制的目的，是让孩子逐渐养成有约束、能克制、抗诱惑的习惯和能力。家长应该以身作则，自己也要遵守自己的限制，用自己的行动感染孩子。一旦确定了规则就应该坚持下去，在合理地安排好学习、娱乐之外，有节制地游戏。

扫描体验心理自评

（仅供参考，不作为临床依据）

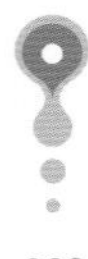

16

分离焦虑

——让孩子勇敢地飞

可能每个家长在第一次送孩子上幼儿园时都有过这样的经历与体验：早上送孩子到幼儿园门口时，孩子拽着你衣袖，嗷嗷大哭，堪比生离死别，凄凄惨惨戚戚。这就是很多孩子都会遇到的入园“分离焦虑”，你们家遇到过这样的情况吗？作为父母的你除了感叹“鬼才知道经历了什么”以外，还能做些什么呢？

分离焦虑，是指婴幼儿与亲密抚养者分离而引起的焦虑、不安、紧张等不愉快的情绪反应。婴儿的分离焦虑分为三个阶段。第一阶段是反抗阶段。这一阶段孩子嚎啕大

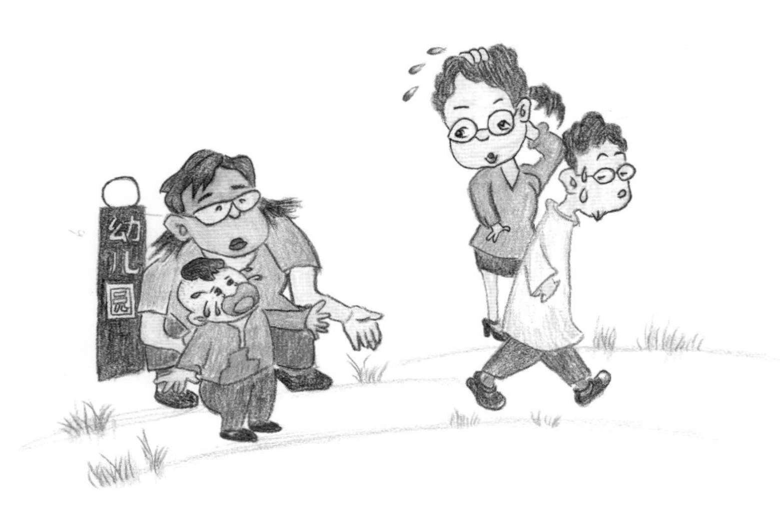

分离焦虑

哭、又踢又闹。第二阶段是失望阶段。这一阶段孩子仍然会哭泣，但不再持续哭泣，吵闹减少，不愿理睬他人，表情迟钝。第三阶段是适应阶段。这一阶段孩子开始能够接受外人的照顾，逐渐能够正常地活动，如吃东西、玩玩具、做游戏等，但是看见爸爸妈妈后又会出现悲伤委屈的情绪。

分离焦虑的儿童除了会出现睡不安稳、做噩梦、讲梦话、焦躁不安、食欲不振、头昏乏力、心悸多汗等症状，有的孩子还会在上幼儿园的第一周突然感冒、腹泻、不吃不睡、随地大小便……

要想缓解分离焦虑，在孩子入园之前，家长就需注重培养孩子在生活中的独立能力。一是培养孩子独处的经验和能力。让孩子独处，并非真的丢下孩子一人，让孩子真的“独处”，而是比如在喝过牛奶、换过尿布之后，把孩子安顿在有妈妈的房间里或客厅，让孩子自己玩一会儿。只要孩子可以专注于自己的活动，父母都不要去打搅孩子。二是平时多用言语鼓励孩子的行为，如在孩子上幼儿园前，有意带孩子去见见老师，熟悉环境，并给予正面的、积极的教育，多多鼓励他，避免给孩子可能造成心理压力的语言，以降低出现分离焦虑的可能。

而当孩子出现分离焦虑时，身为父母不要着急，可以这样做。一是让告别变得更有温度。早上离开家之前，家长可假装在她的口袋里给孩子留下几个吻，合上口袋，不让吻跑出来，并告诉孩子，如果在幼儿园觉得寂寞，孩子可以打开口袋，爸爸妈妈的亲吻就在袋子里面陪着孩子，这样做可以让孩子有一定的安全感。二是要保持自身安定、不焦虑。在孩子哭闹不止时，不要因为舍不得而跟着一起哭。觉察一下自己是不是可能比孩子还焦虑、还担忧，如果是的话，在孩子哭闹时请先保证自身镇定，告诉孩子："没关系，爸爸妈妈在呢。"给孩子更多安全感。三是给予认同和拥抱。当把孩子送到幼儿园，我们可抱起孩子，拍拍孩子的背，让孩子靠在我们的肩膀上休息一会儿，等到孩子不再哭泣时，把孩子交给幼儿园老师，让孩子看着我们离开，而不是神秘地消失，这样对孩子很有帮助。

扫描体验心理自评
（仅供参考，不作为临床依据）

17

产后抑郁

——别让幸福蒙上阴影

在很多妈妈心里，生产后的日子并不像别人口中描述的那么“幸福”——孩子很难带，经常哭闹，晚上被孩子吵得睡不好；与公婆之间的观念大不相同，经常被指责，很委屈、很压抑；丈夫就会维护父母，也不关心自己的心情，下班回家只顾着打游戏；每天很迷茫、很无助，日子越过越感觉看不到希望，还经常头痛、想吐，甚至想到了自杀！为什么感觉没人理解你？往后的日子你该怎么办？

产后抑郁症是一组非精神病性的抑郁综合征，典型的产后抑郁，第一次发病一般在产后6周内，出现基本特征

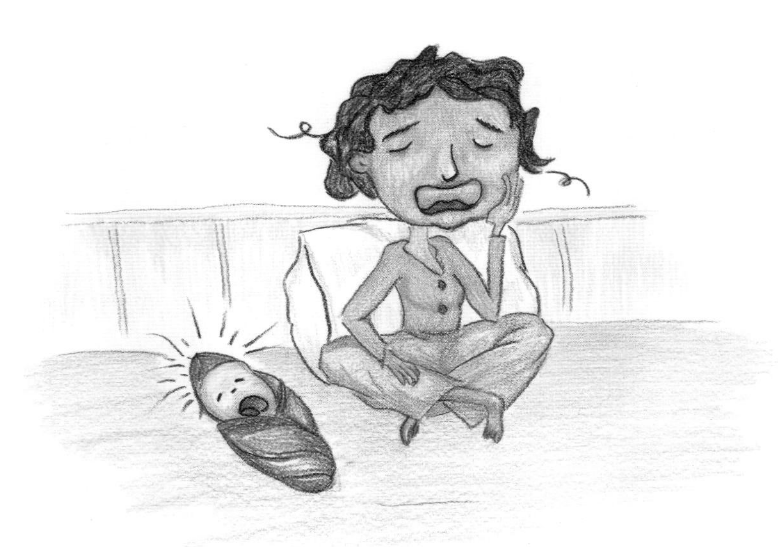

产后抑郁

为情感（心境）持续低落的一组精神症状，属产褥期常见的女性心理问题。发病高峰期通常在产后的第5～14天，可能持续3～14个月，正常情况可在三个月到半年左右自行缓解。情况严重的则可能持续一两年，再次妊娠后也存在两到三成的复发率。

产后抑郁症是由生理、心理和社会环境三个因素交织作用相互影响而导致的。其中，生理症状主要表现为睡眠质量差、食欲低下、精力下降等，也会伴有头痛、身痛等躯体感受；心理症状主要表现为焦虑情绪突出、自卑观念明显、记忆力等认知功能减退，严重者甚至绝望，出现自杀或杀婴倾向；社会环境主要表现为，一旦看到社会上关于婴儿意外伤害或死亡等新闻报道，就容易引发自己的联想，变得忧心忡忡，很容易造成精神伤害。

产后抑郁症是危害妈妈们心理健康的第一杀手，应对好这一问题需要孩子爸爸、孩子妈妈自身和全家人的共同努力。给妈妈们的建议是，产前、产后注意睡眠和饮食，选择适合自己的放松方式（比如，瑜伽、冥想、听音乐等）做好自我心理调节，若情况严重也不要“忌医”，要及时寻求心理咨询师等专业人士的帮助，无需畏惧可能发生抑郁的风险。与此同时，爸爸们从妻子怀孕开始，就应给予妻子体贴的照料，除了现实生活中周全的照顾，更应注重情感上的支持，不仅自己要肯定妻子的付出，还要引导其他亲属、朋友肯定妻子的付出，让妻子知道她不是孤立无援，不是一个人在战斗。此外，夫妻双方在孕期可以为迎接宝宝主动做一些相关的阅读和学习准备，当我们有足够充分的事先了解和心理适应，问题就会变得容易很多。总之，一肚子的幸福很美，千万别让它蒙上阴影。

扫描体验心理自评

（仅供参考，不作为临床依据）

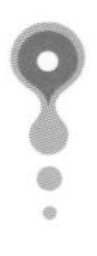

18

叠加性压力

——找到家庭与事业的平衡点

随着人们工作越来越繁忙，现代社会变化带来的压力也堆积如山。作为职场女性，你可能几乎每天一下班就要赶回家，直接从员工转换为妻子或母亲，几乎没有可供你喘息的机会……来自家庭和事业的双重压力，正使越来越多的女性感到困扰。

叠加性压力，对于女性而言，往往是工作和家庭中的角色冲突或角色与期望不符而产生的双重或多重、同时或继时压力。女性既被要求完成好自己的工作任务，又被要求扮演好妻子或妈妈的角色，这种对女性的角色评判标准

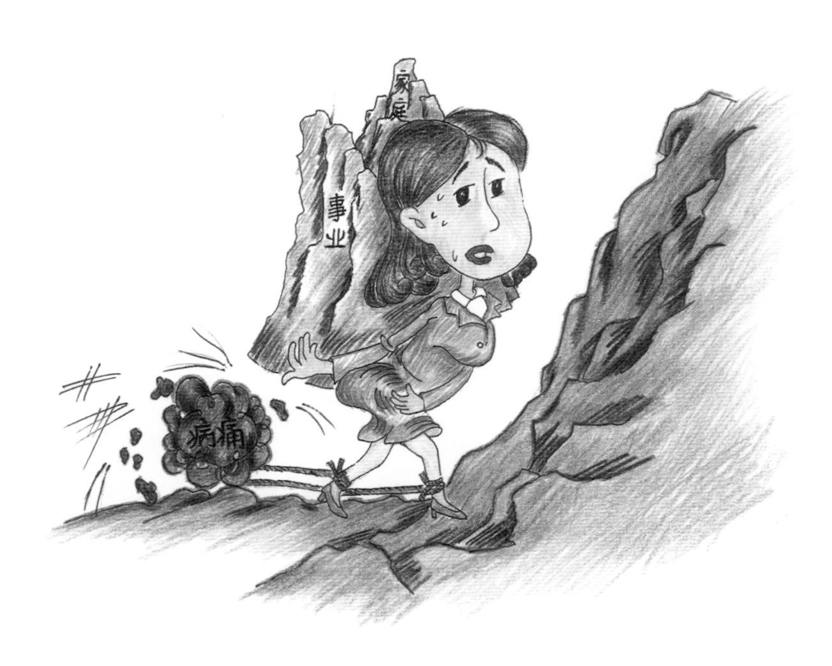

叠加性压力

和要求，给她们的工作和生活带来了沉重的影响。一项心理学调查显示，截至2010年，中国女性的就业率为74%，远远高于53%的世界女性就业率平均水平。在我国，女性已较大比例地参与到社会生产的方方面面，但同时，传统社会对于女性的角色定位却依然偏重于“贤妻良母”，由此加剧了女性的叠加性压力。

女性的工作家庭压力会表现出几种不同的形式：一种是女性内心要承受巨大的愧疚压力，她们对成功有惧怕感，担心会被称为“女强人”；另一种是她们会自觉地以男性标准来要求自己，在思想上与行为上努力仿效男性，迎合社会事业成功的标准，却失去了女性自我特点；还有的可能会在家庭和工作的平衡上出现矛盾。

女性在这样的形势下，如何去更好地面对一系列家庭和工作问题呢？第一，规划好自己的发展目标。结合自己的情况，将事业、婚姻、家庭几个方面都考虑在内，确定自己的发展目标。目标的设定和实施要具有科学性，比如，“产假”时是否也可以做一些有益的阅读和学习，不仅有助于改善产后抑郁，还能使自己在产假结束回归职场时更加胸有成竹。第二，选择好不同阶段的侧重点。工作和家庭孰先孰后、孰重孰轻，其实会随着人生阶段的不同而发生相应的变化。比如，对部分女性而言，婚前可以更多地把自己的时间和精力投入到职业的成长中，而结婚生子以后，就可以更多地考虑如何做一个好妻子、好母亲。第三，不断提高自身综合素质。这些综合素质包括一个人的文化修养、道德水平、受教育程度和心理承受能力等多个方面。面对家庭和工作的叠加压力，女性需要调整好自己的心态，不要对自己要求太苛刻，保持豁达之心，善待自己，为自己而活。学会克服自卑、消极、依赖的负面情绪，用恰当合理的观念来审视和衡量自己。

扫描体验心理自评

（仅供参考，不作为临床依据）

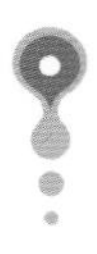

19

更年期综合征

——帮妈妈们迈过这道坎儿

孩子有青春期，父母则有更年期。当孩子们跑进青春期时，父母们也步入了更年期。尤其是妈妈们，在进入更年期后，身体激素水平发生变化，导致她们的心情也变得焦躁不安，身体上也容易出现失眠、多汗等情况，因此，更难以应对青春期状况百出的孩子们。一边是自身成长“停滞”的母亲，另一边是怀揣离家出走、摆脱父母志向的“叛逆”的孩子，于是乎，一场家庭“亲子拉锯战”似乎不可避免。

更年期，是女性从成年期进入老年期的必经阶段，是

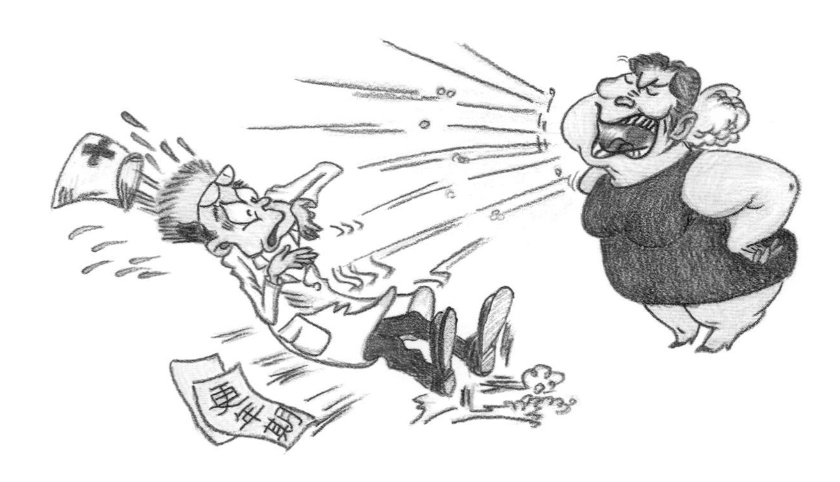

更年期综合征

介于生育期和老年期之间的一段时期，亦是女性从有生殖能力到无生殖能力的过渡阶段。它是逐步变化的阶段性过程，一般将其分为绝经前期、绝经期和绝经后期三个阶段。由于绝经的年龄存在很大的个体差异，受社会经济、地域、时代等诸多因素的影响，不同个体更年期开始的时间也存在差异。现在，一般将40～60岁的年龄阶段定位为更年期。

进入更年期的女性，会出现内分泌功能减退或失调的情况，人体的神经系统功能与精神活动状况的稳定性也会减弱，进而导致人体对环境的适应能力变弱，对各种精神因素和躯体疾病都比较敏感，以致出现情绪波动、情感多变的状况，并可能诱发多种疾病。一些女性对更年期常识了解不够，常常会对发生在自己身上的一系列更年期症状胡思乱想，产生悲观、忧心、抑郁、烦躁不安等情绪。不良的情绪状态更容易使更年期症状加重，而症状又反过来影响情绪和心态，形成恶性循环。

那么作为女性，怎样做才能顺利跨过更年期这道“坎儿”呢？不妨试试下面的办法。第一，正确对待更年期。

更年期是我们每个人都必将经历的阶段，正常对待即可，不需要有太多精神负担，也不需要恐惧，要保持精神愉悦放松，调整好自己的心态。第二，学会自我放松。在晚上入睡之前使用呼吸放松法，可以帮助我们更好地舒缓压力。还要注意及时宣泄不良情绪，当我们感觉到有悲伤、愤怒、怨恨等不良情绪时，最好及时向亲友家人倾诉，同时也要找到适合自己的宣泄方式，比如多参与户外活动、听听音乐、逛逛街、跳一跳广场舞等。此外，和谐的家庭氛围也十分重要。处在更年期的女性，很容易感觉到孤单，有些脾气会很暴躁。这时，作为家人，不仅要理解和宽容她们的情绪波动，也要帮她们做一些家务，减轻她们的负担，子女或丈夫也应给予她们更多的陪伴。因为，家永远是最温暖的港湾。

扫描体验心理自评

（仅供参考，不作为临床依据）

20

离退休综合征

——适应角色的转变

退休，是人生的一个重要转折点，是社会角色步入老年期的一个社会性标志。过去一直忙忙碌碌的，还常常抱怨工作辛苦，有时候你甚至还盼着自己早点退休，好赶紧“享清福”。可事到如今，你真的退下来了，却突然觉得心里空荡荡的，甚至整天愁眉苦脸，郁郁寡欢，对什么事情都提不起兴趣，甚至还出现了轻生的念头——可能，这就是离退休综合征。

离退休综合征，是老年人在退休后对新的社会角色以及生活环境和生活方式的变化不能适应而出现消极情绪的

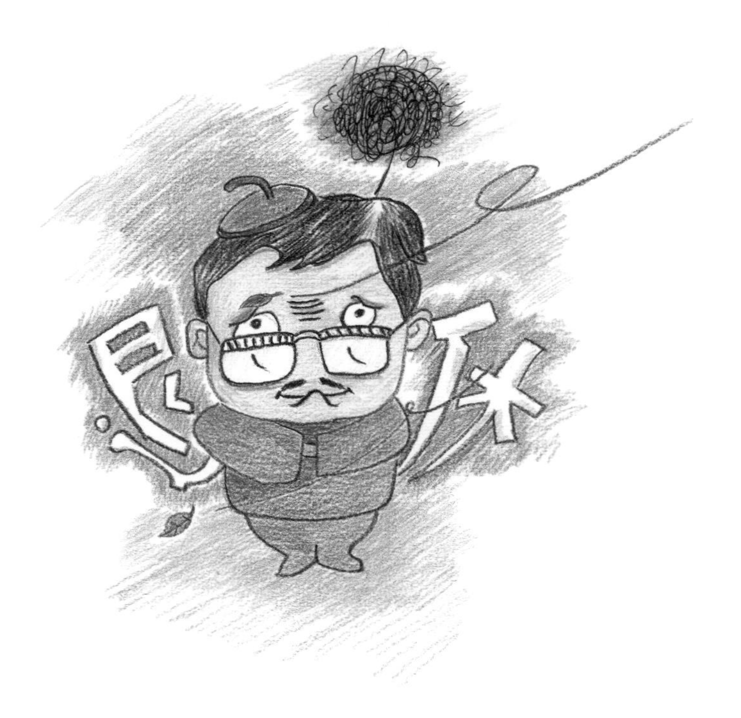

离退休综合征

一种适应性的心理障碍，比如感到焦虑、抑郁、悲哀、恐惧等，或是因此产生偏离常态的行为。这种心理障碍往往还会引发一些其他的生理疾病，影响老年人的身体健康。

老年人离退休综合征主要有以下一些表现：第一，有些老年人在离退休后往往感觉到孤独、空虚，出现严重的失落感，体力和精力都明显减退，可能还有严重的自卑心理；第二，有些老年人由于对离退休后的环境感到不适应，而导致情绪低落或者不稳定、坐卧不宁，也有些老人总是愁眉苦脸的，对外界事物缺乏兴趣，还有些老人则是性情明显发生变化，易急、易怒、易躁，看到什么都觉得不满意；第三，有些老年人察觉到自己脑力活动不再灵活、体力活动也变得不支，还容易出现身心功能障碍和免疫代谢能力下降等情况，因此出现对自己和未来生活的悲观失望感。

那么，老年人应该如何来预防离退休综合征呢？首先，需要建立新的人际网络。离退休后，老年人的生活圈子开始缩小，但大家不应因此而自我封闭，不仅需要努力保持与旧友的联系，更应该积极主动地出门活动，多交朋友。其次，生活起居要规律。离退休后，规律作息、早睡早起，按时吃饭、合理饮食、适时活动，让自己适应一种新的舒适健康的生活节奏。最后，正确认识自己的生理、心理素质。保持活到老学到老的求知心态，求知使人心态年轻，这样才能人老心不老、人退心不退，发挥余热，老有所为，维持希望、保持活力。同时，还要面对现实，克服依赖心理，积极学习，学会自我照顾和调节。当然，一个人最好能在老年期来临之前就做好一些准备，比如储备一定的积蓄、培养适宜的兴趣和爱好等，这样既可以获得生活上的安全感、幸福感，又可以转移寂寞无聊之苦。总之，退休并不是人生的终点，我们要把它看成是人生的另一个驿站。努力把退休后的生活安排得多姿多彩，积极调整心态，保持愉快心情，与自己愉快地相处，就能最美不过夕阳红，让晚年人生洋溢着快乐和幸福。

扫描体验心理自评
（仅供参考，不作为临床依据）

21

阿尔茨海默症

——学会接纳“脑海中的橡皮擦”

人的一生会面临三次死亡：第一次是生物学意义上的死亡——他的呼吸永远停止了；第二次是社会意义上的死亡——他下葬的时候，人们来参加他的葬礼，怀念他的一生，至此，再也无法联系；第三次是真正的死亡——最后一个记得他的人将他遗忘，世上再无对他的挂念与留恋。而世上有这样一类人，他们早在自己生命结束之前，就开始健忘得很厉害，甚至会忘记自己，他们就是阿尔茨海默症患者。

阿尔茨海默症，有一个更为中国人耳熟能详的名

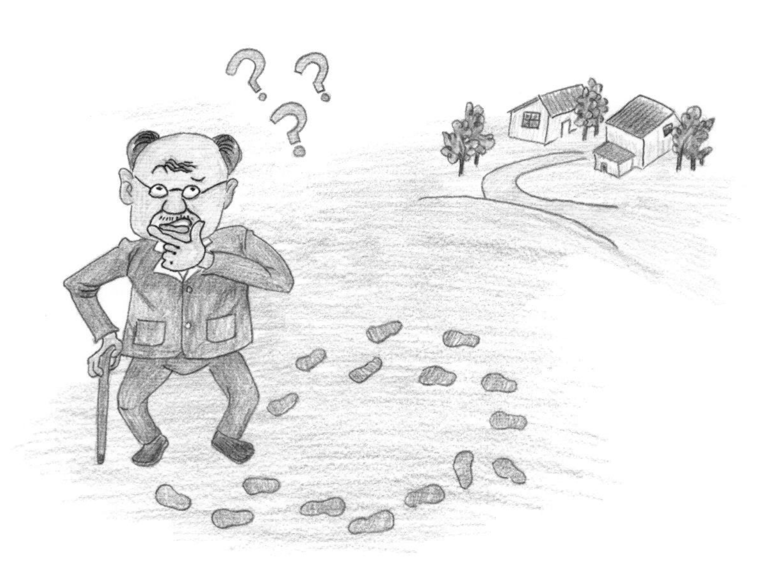

阿尔茨海默症

字——老年痴呆症，它是神经退行性病变引起的，它的临床表现是认知与记忆功能不断恶化，日常生活能力进行性地减退并伴有各种神经精神症状与行为障碍。令人遗憾的是，目前医学界对于阿尔茨海默症的成因及疾病进程仍然不甚清楚，也缺乏有效的治疗手段。所以，可以理解为，阿尔茨海默症还是一种无法被今天的医学所治愈的疾病，并且是随着时间不断加重的疾病，它已经成为威胁老年人身心健康的“四大杀手”之一，每年都有许多老年人因此去世。

阿尔茨海默症的病程大致可以分为三个阶段并伴有多种表现，但每一种表现都足以让家人们“伤心欲绝”却又“欲哭无泪”，甚至担心自己的将来：最开始是轻度阶段，患者会出现记忆力减退的情况并逐渐影响日常起居；然后是中度阶段，患者变得易怒、具有攻击性、情绪常起伏不稳，虽然可以独立完成一些任务，但复杂的任务就需要别人的帮助；最后是重度阶段，患者无法生活自理，与人难以交流，大小便失控，患者的行走、坐、微笑、咀嚼、吞咽等能力都基本丧失。当病情发展到重度阶段时，患者就会慢慢从社会生活中退出，身体功能逐渐丧失直至死亡。

那么，有没有什么方法能够预防或者延缓阿尔茨海默症呢？我们可以尝试以下方法来进行预防。第一，维持睡午觉的习惯，晚上尽量保证良好的睡眠。人们普遍的误解是年纪越大所需要的睡眠越少，而事实上他们需要同样多的睡眠时间，只是老年人的睡眠质量更差。与睡眠差的人相比，睡眠质量好的人到年老时记忆力也会更好，能够独立生活的时间也更长。第二，参与适当的体育运动与社会认知活动。有氧运动不仅能够帮助维护心脏健康，还能活化大脑，促进思考能力，提高认知和信息处理的反应速度，日常的认知活动包括下棋、打牌、写毛笔字、读书读报，甚至打麻将也是有效的脑部训练。若能经常进行这些活动，阿尔茨海默症的患病风险率就可能下降。第三，多聊天，多社交。老年人与他人进行交流也是一种脑部训练，能锻炼其反应力和语言能力，平时要积极参加家庭活动，多与朋友相聚，参加俱乐部活动，多培养业余爱好等，这些都有助于预防和延缓阿尔茨海默症。第

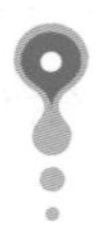

四，挑战记忆力，延缓大脑衰老。有一定文化基础的老年人还可以多尝试一些填字游戏、数独游戏等稍复杂的益智游戏活动，对于预防和延缓阿尔茨海默症也是十分有益的。

扫描体验心理自评
（仅供参考，不作为临床依据）

22

终点焦虑

——拥抱生命的另一种可能

在你的观念里，死亡可能是一个很晦气、要忌讳的词语，就像《哈利·波特》中“伏地魔”的名字一样，大家绝口不提它的名字，害怕一说出口，就真把它引了过来。尤其是对于众多老年人来说，“死”或者与“死亡”相关的各种词汇、字眼，都是他们和家人最大的忌讳。有的老年人身体稍感不适就怀疑自己得了大病，整天担惊受怕；还有的老年人常常因身边人们的离去而感慨人生无常、时光飞逝，经常担心自己夜晚合上眼睡着后，第二天就再也醒不来了；有的老年人甚至早早开始准备自己的后事，甚

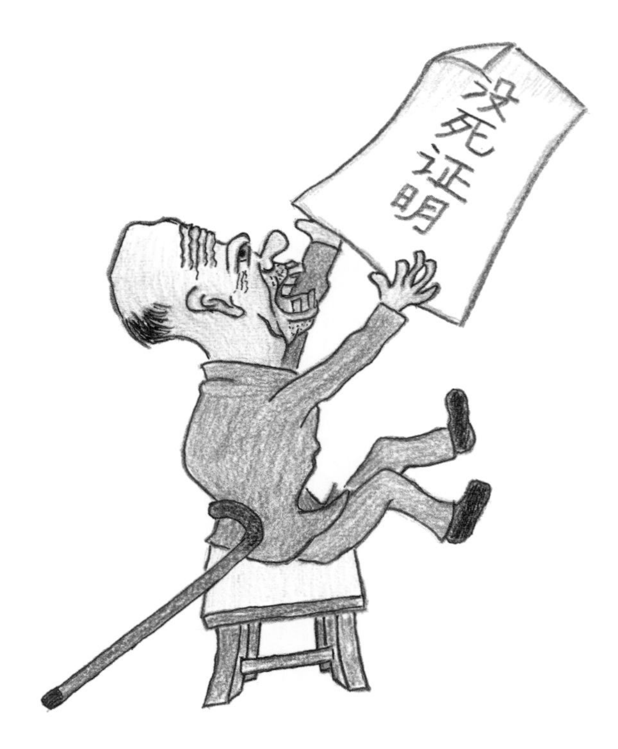

终点焦虑

至已经写好了“遗嘱”……老年人的这些心理状态和行为可以被称作“终点焦虑”。

终点焦虑，是随着老年人年龄的增长、交往范围的缩小，生活相对单调，面对过一天近一天的人生“终点”，可能会产生的恐惧拒绝、焦虑烦恼、痛苦不安等负面情绪。我们终将走向终点，产生“终点焦虑”也很正常，一方面是因为人类对死亡的未知，另一方面是因为死亡将会切断自己与他人的联系，由此而带来孤寂感。

产生终点焦虑的老年人可能会经历以下五个阶段。第一阶段是拒绝。在这一阶段，老年人可能会拒绝相信或拒绝承认自己离死亡越来越近，他们试图告诉自己，生活和以前一样，没有改变。第二阶段是愤怒。此时的老年人会变得怨愤，他们会对命运、大自然感到愤怒，甚至对家属、对自己也感到愤怒，因为他们害怕接受变老的事实。在这一阶段，不论是老年人自己，还是老年人的家属，都需要格外谨慎，最好能找到合理的方式来释放愤怒的情绪，不要让这种情绪伤害到自己或其他人。第三阶段是讨价还价。老年人的这种讨价还价也许是希望老天爷能够延长自己的寿命，会许愿以奉献一些东西或改变一些行为为代价。第四阶段是悲伤。这是五个阶段中时间最长、最难度过的关口，这个阶段的老年人会觉得疲惫、无精打采，甚至会抑郁、轻生。第五阶段是接受。一旦到达这个阶段，老年人通常会尽可能地完成自己的心愿，他们的心理已经平静，并且不再恐惧死亡。

那么，晚辈应该如何帮助老年人缓解自己的“终点焦虑”呢？第一，可以引导老人积极看待自己走过的一生，提升他们的成就感与价值感，减少对过往的悔恨、遗憾或是自责感，坦然享受晚年生活。万物都有兴衰的历程，人生亦不例外。衰老所致的自然死亡都可视为“善终”，也为人生画上完整的最后一笔。死亡虽然使老年人与至亲阴阳相隔，会切断他们与家人之间的联系，让在世之人悲伤，但只有当老年人自己可以安详和坦然地面对死亡的时候，家人的担心和痛苦才能降到最低。第二，消除亲人们的后顾之忧，鼓励他们乐观积极地面对以后的生活。一方面，若我们自己已是耄耋，不要避讳谈及自己的葬礼、墓地等身后事宜，让家人也能和自己一起坦然面对；另一方面，若我们家有老人，当老人主动提及自己命不久矣，担心老伴、孩子以后的生活，谈及丧葬事项，家人应当适宜地给予回应，并与老人达成一致意见，逃避反而不利于一家人的内心和谐。第三，最重要的是，应当多陪伴关爱老年人，常回家看看，减轻他们的孤独感。在与年老父母相处中，我们需要多理解、陪伴和包容他们，减少他们的孤独感和无助感。有了亲情的抚慰，老年人就能放松心情、开心愉悦地生活，就能坦然地拥抱生命的另一种可能，“终点焦虑”自然就会得到淡化。

扫描体验心理自评
（仅供参考，不作为临床依据）

23

防御过度

——生活很有爱，别瞎想、别瞎猜

俗话说："一朝被蛇咬，十年怕井绳。"这句话说的是受伤者的一种过度的心理防御机制。正常人况且如此，更不用说对于有肢体或精神问题的残疾人了，他们的心理较正常人脆弱，加之容易遭受他人的歧视，为了保护自己，残疾人往往采取消极、过度防御的策略，对外界的一点小举动、小改变都保持着非常警惕的态度。

防御机制，是一个人在面临外界威胁的时候，为避免自己受到身体或者心理上的伤害，而采取的适应性方式，以此来保护自我，缓解身心的不安与痛苦，恢复身心平衡

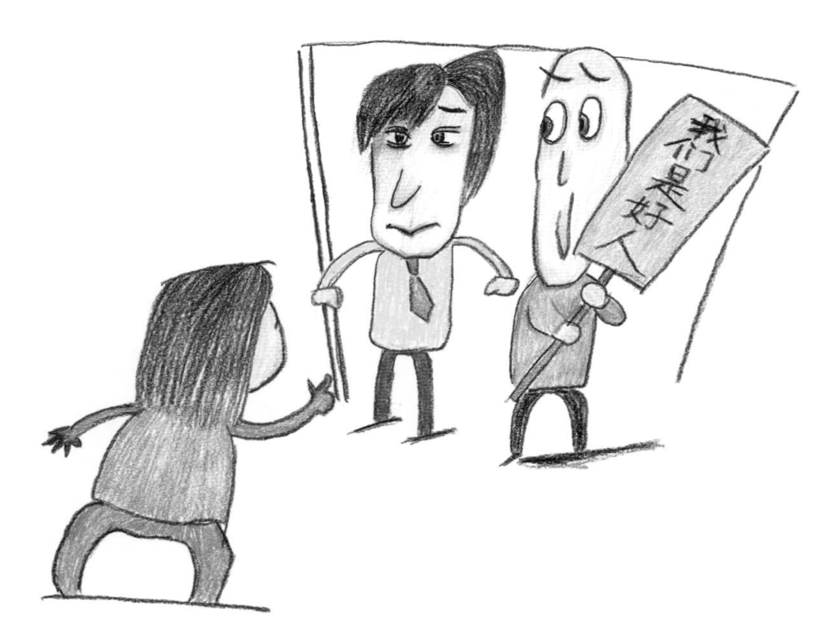

防御过度

与稳定的一种适应性倾向。换句话说，防御机制就是挫折发生时，人们采取的一种自我保护的方式，既包括心理上的防御，比如漠视、否认、“吃不到葡萄说葡萄酸”等心理，也包括生理上的防御，比如天冷需要穿厚衣服等。但防御过度，人们就会无法放开自己，会把“心防”变成厚厚的“心墙”，导致人们陷入更深的痛苦之中。

残疾人的防御过度通常体现在以下几个方面：一是在智力正常而肢体有残缺的残疾人身上，他们往往对自己与正常人的差异有很敏感的感受性，他们会不断地将自身与别人进行对照，对自身的残障的认知愈发清晰，从而陷入自尊与自卑、孤僻自闭与渴望交往的矛盾冲突中；二是在感官残疾人身上，他们强烈渴望发掘自身潜在的体能，来克服生活中那些正常人难以想象的困难，并希望在某些方面能突出表现自我，能够为社会做出贡献，但是只要这种补偿心理没能实现，他们就会变得更加消沉；三是在精神残疾人身上，他们拒绝与外界交流，过度地使用幻想、投射、推诿等防御机制，别人不正确的眼神、不恰当的称呼、不合适的动作，都可能被他们理解为是在针对自己。

那么，防御过度的残疾人，也包括内心敏感脆弱的正常人，应该如何感受生活中的爱，不去瞎想、瞎猜呢？第一步，我们要相信自己。将关注点从“我失去了什么”转移到“我还拥有什么”上，利用自己拥有的资源，实现自己的人生价值。第二步，改掉自己的非理性信念。非合理信念包括“应该要”“必须”“一定得”等严苛的要求，我们要学会察觉自己的不合理信念并将其转化为“尽力”“可以”“或许”等恰当合适的要求，从而避免陷入“敌对情绪”的漩涡中。第三步，可以主动与他人沟通。通过主动走出家门，加强与外界的交流，从而消除恐惧，增加对社会信任感。此外，在闲暇之余，多看一些积极的书籍或是励志故事，有助于提高自我价值认同和消除自卑心理；多到户外走动，欣赏户外的湖光山色、鸟语花香，也有助于减少紧张感。所以，学会合理适度地使用防御机制，生命也将变得轻盈、美丽。

扫描体验心理自评
（仅供参考，不作为临床依据）

24

疾病恐慌

——消除夸大的苦闷

生活中，你会不会当身体有一点儿不舒服就怀疑自己得了大病？看电视、报纸上提到一些疾病，就忍不住对号入座，把那些症状往自己身上安？你是否也曾因为头痛这种很普遍的症状，就联想到某某人长过脑瘤，于是也开始担心自己是不是同样长了脑瘤，甚至还去医院做脑电图检查，而万幸的是最后检查结果通常都是没有病？还有的人即使医院的诊断结果显示正常，却依然每天都很焦虑。其实，这种无病自忧也是一种病，但它不是生理疾病，而是一种叫作疑病症的心理疾病。

疾病恐慌，又称疑病症，是一个人自身感觉患有不切

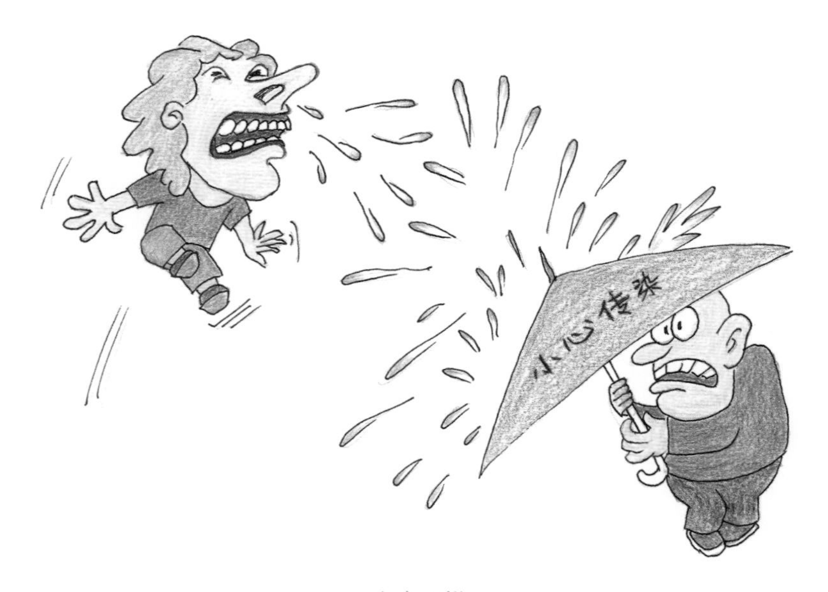

疾病恐慌

实际的某种疾病，致使整个身心由此而被疑虑、烦恼和恐惧所占据的一种心理疾病。通俗地讲，随着人们越来越关注自己的健康，有的人可能因为自己的一些小病或压根没有病，就强烈怀疑自己患了某种事实上并不存在的疾病，并且感觉到十分痛苦，因此妨碍到心理功能或社会功能，甚至不停地去医院检查或不相信医院的诊断结果。

疾病恐慌的人的通常表现：一是他们对身体状态的主观估计往往与实际情况很不相符，经常主诉自己病症如何严重；二是对于医生给出的“无病结论”，他们又会认定诊断有误；三是内心时常处于焦虑状态，他们既坚信自己患了某种疾病，又害怕得病，因而无法消除内心对疾病的恐惧和疑虑。

其中，真正的健康包括两个方面的内容：一是主要脏器没有病变，身体形态发育良好，有较强的身体活动能力和劳动能力；二是心理的各个方面以及活动过程都能处于良好或正常的状态，可以良好地适应环境变化，能够适应各种生理刺激以及可以一定程度上抵抗致病因素对身体的作用。因此，有疾病恐慌的人，即使身体没有实质性的疾病，依然不能算是真正意义上的健康。

我们应该这样应对疾病恐慌。首先，要正视疾病与健康。要学会正确对待疾病，生病不是问题，而是提醒我们要关注身体健康的信号。所以，当我们生病的时候，不要想“惨了，糟了”，而要想“我要做些什么样的改变，才能帮助身体恢复到最佳状态”。其次，要学会转移注意力。我们许多人都希望可以改掉自身的不良习惯，纠正错误的观念，这听起来容易，实际要做到则不是一件易事，所以在与“疾病恐慌”的对抗中，我们不要心急，慢慢学着将自己的兴趣、注意力、精神的焦点放在更有趣的事物上。我们可以尝试多发展几种爱好，广泛结交朋友，让自己投入到丰富的生活中，这样就没有精力过分地关注自己，而将“病情”置于脑后，同时在这种充实的生活中，可以收获到更多的意义和价值。最后，制定行为规则。如果对身体健康感到疑虑，就给自己制定每年只能体检最多两次的目标，因为我们解决疾病恐慌的方式，并不是时时去医院检查自己是否有病，而是约束自己的行为。

扫描体验心理自评

（仅供参考，不作为临床依据）

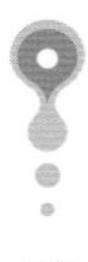

参考文献

陈君，胡义秋. 原发性失眠患者的主客观睡眠特征研究［J］. 心理学探新，2011，31（4）：382-384.

陈雷，江海霞. 临终贫困、生命质量与老年临终关怀发展策略［J］. 国家行政学院学报，2013，4（1）：98-103.

陈顺森，白学军，张日昇，等. 自闭症谱系障碍的症状、诊断与干预［J］. 心理科学进展，2011，19（1）：60-72.

陈晓，高辛，周晖，等. 宽宏大量与睚眦必报：宽恕和报复对愤怒的降低作用［J］. 心理学报，2017，49（2）：241-252.

陈小英，陈友华. 产后抑郁影响因素分析及护理对策［J］. 实用临床医学，2010，11（8）：115-116.

邓丽芳，徐慊，郑日昌. 大学生气质类型、父母教养方式与孤独感的关系研究［J］. 心理发展与教育，2006，22（3）：53-59.

丁如一，王飞雪，牛端，等. 高确定性情绪（开心、愤怒）与低确定性情绪（悲伤）对信任的影响［J］. 心理科学，2014（5）：1092–1099.

樊召锋，俞国良. 自尊、归因方式与内疚和羞耻的关系研究［J］. 心理学探新. 2008，28（4）：57–61，79.

高成阁，纪术茂，苏掌权，等. 强迫症的临床特征及人格类型研究［J］. 中国临床心理学杂志，2001，9（1）：24–27.

高峰强，薛雯雯，韩磊，等. 羞怯对攻击的影响：自尊稳定性和偏执的多重中介作用［J］. 中国临床心理学杂志，2016，24（4）：721–723.

高鹏程，黄敏儿. 高焦虑特质的注意偏向特点［J］. 心理学报，2008，40（3）：307–318.

郭果毅，张亚林，杨世昌，等. 团体咨询预先应对退休后心理问题的研究［J］. 中国临床心理学杂志，2005（2）：113–115.

郭秀静，王玉琼，陈静. 爱丁堡产后抑郁量表在成都地区产妇中应用的效能研究［J］. 中国实用护理杂志，2009，25（1）：4–6.

贺金波，郭永玉，柯善玉，等. 网络游戏成瘾者认知功能损害的ERP研究［J］. 心理科学，2008，31（2）：380–384.

胡宪章. 强迫症认知—应对治疗手册［M］. 西安：西安交通大学出版社，2012.

胡芸，张荣娟，李文虎，等. 嫉妒与自尊、一般自我效能感的相关研究［J］. 中国临床心理学杂志，2005，13（2）：165–166.

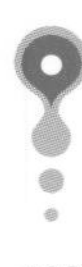

霍婧婧，陈雪，樊秋明．正念行为训练对军队离退休慢性病老年人睡眠行为和生活质量的影响［J］．中国疗养医学，2017，26（10）：1042-1044.

克拉克著．许宝孝译．衰老问题探密：衰老与死亡的生物学基础［M］．上海：复旦大学出版社，2001.

克劳利著．刘畅译．告别不快乐的自己［M］．福州：福建教育出版社，2012.

李甜甜，吕霄，董青青，等．更年期女性代谢性疾病发病及干预进展［J］．中国妇幼健康研究，2018，29（10）：139-142.

李艺敏，孔克勤．大、中、小学生自卑感结构及发展特点［J］．心理科学，2010，33（1）：36-40.

李艺敏，李永鑫．青少年人际关系能力对社交自卑感和心理健康的影响：社会适应性的作用［J］．心理科学，2015，38（1）：109-115.

李智．认知疗法治疗偏执型人格障碍［J］．中国健康心理学杂志，2008，16（6）：611-613.

林举达，王义刚．认知结合催眠治疗焦虑症18例［J］．中国临床心理学杂志，1996，4（4）：232-233.

刘亮，刘翠莲，赵旭东．不同性别低年级大学生的愤怒气质与躯体化：家庭情感反应的调节作用［J］．中国临床心理学杂志，2017，25（4）：758-762.

刘敏，张惠实，李红丽，等. 老年期抑郁患者的认知功能［J］. 中国老年学杂志，2013，33（4）：764–766.

路英智，张勤锋，田明萍，等. 森田疗法对疑病症治疗康复作用的研究［J］. 中国临床心理学杂志，2002，15（1）：86–88.

吕如敏，林明鲜，刘永策，等. 论城市社区居家老年人的社会孤立和孤独感——以山东省烟台市为例［J］. 北华大学学报（社会科学版），2013，14（2）：132–136.

马文有，姜长青，于振剑，等. 焦虑症患者心理控制源及人格特点的对照研究［J］. 中国临床心理学杂志，2006，14（2）：138–139.

祁海芹. 儿童入园“分离焦虑”问题矫治［J］. 教育科学，2003，19（6）：56–57.

茄学萍，曾祥岚，王惠惠，等. 青少年地震应激反应模型［J］. 心理学探新，2009，29（5）：51–55.

史占彪，张建新，李春秋. 嫉妒的心理学研究进展［J］. 中国临床心理学杂志，2005，13（1）：122–125.

舒闻铭. 潜意识训练［J］. 中国青年研究，2004，2（2）：130–138.

唐丹，燕磊，王大华. 老年人老化态度对心理健康的影响［J］. 中国临床心理学杂志，2014，22（1）：159–162.

棠卫红. 疑病性神经症的支持性心理护理［J］. 中国伤残医学，2013，21（7）：376–377.

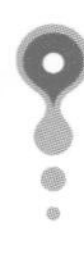

陶沙. 乐观、悲观倾向与抑郁的关系及压力、性别的调节作用［J］. 心理学报，2006，38（6）：886-901.

王力娟，杨文彪，杨炳钧. 分离焦虑研究述评［J］. 学前教育研究，2008，4（1）：28-33.

魏华，周宗奎，田媛，等. 网络游戏成瘾：沉浸的影响及其作用机制［J］. 心理发展与教育，2012，28（6）：651-657.

吴萍，楼云霞，陈小鸣，等. 围绝经期抑郁症与性激素水平关系的研究［J］. 中国性科学，2015，24（3）：108-110.

吴文源. 心身医学基本技能［M］. 上海：同济大学出版社，2009.

闫秀萍，邹宇川，崔永华，等. 注意缺陷多动障碍在少年犯中的患病情况与行为特征［J］. 临床精神医学杂志，2018，28（4）：229-231.

杨芳，郭小敏."全面二孩"对职业女性的影响及政策支持研究——基于工作与家庭平衡的视角［J］. 中国青年研究，2017，10（1）：31-36.

叶瑞繁. 失眠的评估［J］. 中国临床心理学杂志，2004，12（2）：207-209.

张鹤. 和焦虑保持距离：情绪管理［M］. 北京：经济管理出版社，2004.

张仲明. 心理诊断学［M］. 重庆：西南师范大学出版社，2005.

赵冬梅，周宗奎，刘久军. 儿童的孤独感及与同伴交往的关系［J］.

心理科学进展，2007，15（1）：101–107.
周宁，刘将. 震灾后心理健康的重建与维护［J］. 西华大学学报（哲学社会科学版），2008，21（5）：87–90.
朱峰，王小平，杨绪娜，等. 威廉姆斯生活技能训练对医学生焦虑、抑郁情绪的影响［J］. 中国临床心理学杂志，2011，19（1）：133–136.